Docteur LUI

Traitement
de la Tuberculose

Expérimentation d'un nouveau sérum sur des bovidés.

Guérison reconnue sur les pièces anatomo-pathologiques, par M. le Docteur H.-Martin Roux, professeur à la Faculté de Médecine de Paris.

Application au traitement de la tuberculose humaine.

TOULOUSE

Les Frères DOULADOURE

IMPRIMEURS

39, RUE SAINT-ROME, 39

1924

Docteur LUIS

Traitement
de la Tuberculose

Expérimentation d'un nouveau sérum sur des bovidés.

Guérison reconnue sur les pièces anatomo - pathologiques, par M. le Docteur H.-Martin Roux, professeur à la Faculté de Médecine de Paris.

Application au traitement de la tuberculose humaine.

TOULOUSE

Les Frères DOULADOURE

IMPRIMEURS

39, RUE SAINT-ROME, 39

1924

Voilà un demi-siècle presque écoulé depuis l'année mémorable de 1882 où Koch a découvert le microbe de la tuberculose.

Voilà un demi-siècle d'efforts stériles employés par les savants les plus éminents pour appliquer les méthodes de Pasteur au bacille de Koch pour préparer des sérums et des vaccins contre cette terrible affection qui fait de si grands ravages dans l'humanité!

Les tuberculines, après avoir donné un rayon d'espérance, n'ont abouti qu'à un échec : leur principe consistant à faire naître des anticorps par l'inoculation des toxines tuberculeuses faisait prévoir un succès presque assuré, succès que l'expérimentation a, hélas! bien cruellement démenti; il suffit de se rappeler du désastre tristement mémorable de Berlin et, dans la suite, du nombre considérable de phtisiques achevés par les tuberculines.

Les tuberculines n'étaient-elles pas, d'ailleurs, basées sur un principe faux : et, tout d'abord, parce que ces microbes triturés ressemblent de bien loin aux véritables vaccins dont Pasteur avait été le créateur, et cela quel que soit le principe de ces pseudo-vaccins : bacilles broyés, extraits acides ou alcalins, filtrats non chauffés de cultures vivantes, mais surtout parce que l'inoculation des tuberculines ne fait qu'exagérer l'intoxication tuberculeuse.

Par son foyer en évolution, le tuberculeux élabore, en effet, suffisamment de toxines pour produire des anticorps, sans que nous allions augmenter la dose de ces mêmes toxines et, du même coup, mettre à mal l'organisme qui a déjà grand'peine à se défendre.

Les dangers de cette arme redoutable obligent, d'autre part, le médecin à ne l'appliquer que dans des formes de tuberculose où la lésion locale est peu étendue et en voie de sclérose et où l'état général est encore très satisfaisant. Ce n'est qu'avec une prudence extrême qu'ils l'emploient à des doses de 1/2000e de milligramme, c'est-à-dire à des doses sinon illusoires, purement homéopathiques, lorsqu'ils ne préfèrent pas laisser l'organisme se défendre tout seul, en l'aidant par une alimentation et une hygiène rationnelles.

La sérothérapie antituberculeuse n'a donné, elle aussi, que des résultats bien peu satisfaisants.

Tout d'abord, parce qu'elle ne peut être appliquée qu'à des malades en bon état de défense et avec des lésions très peu étendues et torpides, malades qui constituent l'infime minorité des tuberculeux, ou, plus exactement, des tuberculeux que le médecin est appelé à examiner.

Cette sérothérapie, avant de donner quelques résultats, détermine des phénomènes généraux très grands : perte de l'appétit; pouls rapide et température à 40 ou 41°, ainsi que des phénomènes locaux graves entraînant souvent de mortelles hémoptisies chez le tuberculeux pulmonaire lorsqu'elle ne donne pas « un coup de fouet » au processus hâtant ainsi son évolution et d'une manière bien alarmante.

Et, à ces contre-indications qui les font rejeter, à même que les tuberculines, s'ajoutent encore les accidents sériques, colloïdoclasiques vraiment trop fréquents et sinon très déplorables lorsqu'ils ne prennent pas un caractère à juste titre inquiétant.

Pendant que la plupart des médecins, découragés par vingt années d'emploi consciencieux, se ralliaient à la proposition d'Armand Delille : « Nous ne connaissons aucune thérapeutique spécifique de la tuberculose ni sous forme de vaccination ni sous forme de sérothérapie », un modeste chercheur expérimentait les médicaments anciens et contemporains vantés dans le traitement de la tuberculose.

La tâche n'était, certes, pas aisée que de chercher à découvrir les rares principes actifs contenus dans le nombre innombrable des substances préconisées dans la tuberculose. D'aucuns auraient pu la qualifier de superflue; elle demeurait, néanmoins, bien défendable, malgré qu'elle ne puisse être mise en parallèle avec les méthodes hautement scientifiques de préparation de vaccins et de sérums : l'opium, la digitale, le colchique, la belladone, que l'expérience nous a transmis, sont des substances ayant une action réelle incontestée et ce n'est pas par des sérums et des vaccins que l'on peut toujours lutter contre les germes pathogènes eux-mêmes, témoins l'ipeca (sous forme d'émétine), la quinine et le mercure plusieurs fois centenaire.

Après de pénibles et infructueuses années de labeur, il découvre dans certaines plantes de la famille des crucifères une diastase très riche en soufre; inoculant cette diastase à des cobayes chez lesquels il avait provoqué des abcès par l'inoculation d'une culture de staphylocoques, il se rendit compte que le pus se collecte bien plus rapidement que chez les cobayes témoins, il en conclut que cette diastase joue un rôle effectif pour activer la phagocytose et il retient cette substance pour aider à la phagocytose chez le tuberculeux.

Portant ensuite son étude sur la réminéralisation du tuberculeux, il recherche dans quelle proportion les sels de chaux sous la forme de laquelle on a l'habitude de les formuler : sous formes de phosphates, de carbonates, de phosphates colloïdaux, sont assimilables et il s'aperçoit bientôt que ces sels minéraux alcalino-terreux sont (comme on l'apprend sur un manuel de chimie élémentaire) presque totalement insolubles et, partant, inassimilables.

A la même époque, l'incinération de certaines plantes lui avait fait trouver une quantité considérable de sels de chaux; il avait analysé un extrait de ces plantes obtenu par expression, et découvert que le calcium y est combiné non à des radicaux acides minéraux : phosphates, carbonates, sulfates, mais à des radicaux acides organiques; faisant alors des injections à deux lots de cobayes de sels de chaux, au premier, sels minéraux; au second, sels organiques, il se rend compte par le dosage des excreta que les cobayes ayant reçu des sels inorganiques ont dans leurs excreta une quantité de sels de chaux de 35 à 40 fois plus considérable; il considère ces sels de chaux organiques comme étant les seuls capables de produire une réelle réminéralisation.

L'ail enfin attire et retient longtemps son attention; il extrait de cette plante bien vulgaire un composé diastasique et il en fait l'étude sur des cobayes tuberculeux.

Il remarque une chute de la température sitôt l'injection, en même temps qu'une débâcle d'urines très riche en acide urique. Il émet alors l'hypothèse que les déchets scantho-uriques bien connus par les travaux d'Horbaczewski se combineraient chez le tuberculeux aux poisons nés de son intoxication sous une forme qui ne peut filtrer par le parenchyme rénal et que sous l'effet de la diastase alliacée cette combinaison serait rompue. Cette découverte heureuse allait permettre au tuberculeux d'éliminer par l'émonctoire rénal ses poisons, poisons qui le paralysent pour entreprendre l'offensive contre le bacille de Koch.

Unissant alors ces trois découvertes : diastase alliaciée, sels des chaux organiques colloïdaux, diastase soufrée, *il prépare une solution qu'il expérimente sur un lot de* 10 *cobayes tuberculeux; il obtient* 9 *guérisons pour trois mois et* 8 *guérisons durables après dix mois, tandis que* 10 *autres cobayes témoins meurent rapidement.*

Satisfait de ces brillants résultats, il les communique à un de ses meilleurs amis, M. le marquis de Castellane; avec ce dernier, il procède alors à des expériences publiques sur des vaches tuberculeuses; il en obtient la guérison et communique les pièces anatomo-pathologiques à M. le professeur H. Martin-Roux, de Paris, qui reconnaît la guérison.

Les pages qui vont suivre seront consacrées à faire connaître ces expériences sur des vaches tuberculeuses reconnues guéries par cette personnalité qui fera trace dans l'histoire; nous sommes heureux de rendre un public hommage à son génie et nous lui adressons nos bien respectueux remerciments pour le grand honneur qu'elle a fait au Dr *Cuguillère, de Toulouse.*

Dès maintenant, il est aussi un devoir pour nous de remercier M. le marquis de Castellane qui a mis à la disposition du Dr Cuguillère un lot de vaches tuberculeuses, qui a procuré un appui très solide au jeune chercheur et qui lui a toujours témoigné une fraternelle amitié.

TRAITEMENT CURATIF

DE

LA TUBERCULOSE BOVINE

Par le Sérum CUGUILLÈRE.

En 1896, nous entreprenions le traitement de la tuberculose bovine par les injections hypodermiques d'huile créosotée, suivant, en cela, les indications du regretté maître Nocard. Ces injections très douloureuses amé**lioraient l'état des bêtes bovines tuberculeuses, mais ne les guérissaient point, même après trois ans de traitement. Nous combinions alors ces injections hypodermiques avec des fumigations de Goudron, puis d'essence de Térébenthine et, enfin, de Cresyl Jeyes, toujours sans obtenir de guérison. Nous en étions à ce point de nos expériences, lorsque l'un de nos collègues, *M. le marquis de Castellane*, nous fit part des résultats merveilleux obtenus dans le traitement de la tuberculose humaine par des injections hypodermiques d'un *sérum végétal*, sérum préparé par un jeune et savant médecin de Toulouse, le *Dr Cuguillère*.

Aux dires de M. le marquis de Castellane, dont nous ne mîmes pas un seul instant les assertions en doute, toutes les formes de tuberculose étaient curables par l'emploi de ce sérum en injections hypodermiques.

Encouragé, enhardi par l'annonce de tels résultats, nous abandonnions immédiatement la voie que nous suivions, sans succès, d'ailleurs, depuis huit ans. Et, dès ce moment, nous commencions à expérimenter le sérum Cuguillère sur les bêtes bovines tuberculeuses et sur les cobayes. Nos expériences commencèrent sous de mauvais augures, car le professeur Leclainche, de Toulouse, déclara, à ce moment, qu'il était impossible de guérir la tuberculose bovine. Malgré ce pronostic très défavorable, nous continuions nos expériences à peine commencées et jetions en même temps les bases de plusieurs séries d'expériences nouvelles pouvant se synthétiser dans le tableau ci-dessous :

Expériences sur les bêtes bovines

1⁰ Bêtes bovines à la prairie : Vache abattue après un traitement de plusieurs semaines après la reaction négative à l'épreuve de la tuberculine.

2⁰ Bêtes bovines à l'étable :

A) Vache abattue aussitôt après la première réaction indécise à l'épreuve de la tuberculine.

B) Vache abattue après la première réaction négative à l'épreuve de la tuberculine.

Telles sont, rapidement esquissées, les diverses expériences que nous avons faites sur les animaux.

Nous allons tout d'abord sommairement exposer les enseignements retirés de ces différentes expériences et ensuite donner connaissance d'une observation relative à chacune de ces séries d'expériences.

Par les injections du sérum Cuguillère :

La tuberculose bovine est curable dans les plus mauvaises conditions hygiéniques, étables basses, humides, mal aérées, mal éclairées.

L'emploi modéré des animaux pour les travaux agricoles n'est pas un obstacle à la guérison qu'il semble au contraire favoriser.

Après les injections, la toux augmente, les expectorations sont plus abondantes, l'appétit devient meilleur et l'état général s'améliore sensiblement. Au fur et à mesure que le nombre des injections de sérum augmente, les signes cliniques diminuent pour disparaître complètement un peu plus tard. Les signes cliniques font défaut, que l'animal réagit encore à l'époque de la tuberculine. Et, enfin, l'épreuve de la Tuberculine est négative avant la disparition complète des lésions qui, à ce moment précis, sont simplement *enkystées*, isolées de l'organisme. Pour obtenir une guérison complète, il est nécessaire de continuer les injections, à doses successivement croissantes, pendant trois mois environ après l'épreuve négative de Tuberculine.

I. — Essais de traitement curatif de la tuberculose

CHEZ LES ANIMAUX

Expériences sur les bêtes bovines.

I. — BETES BOVINES A LA PRAIRIE.

Vache abattue après un traitement de plusieurs semaines après la réaction négative à l'épreuve de la tuberculine.

Le 30 avril 1904, nous sommes appelé par M. le marquis de Castellane, propriétaire au château de Savignac-sur-l'Isle (Gironde), à l'effet d'examiner, en vue de l'épreuve de la tuberculine, un lot de vaches laitières acheté le 2 du même mois (1). A cette visite, une seule bête retient particulièrement notre attention : vache hollandaise croisée, âgée de huit ans, sous poil noir-pie, marquée aux cornes, au fer rouge, du n° 13.

État général mauvais, physionomie exprimant la tristesse; poil terne, sec, peau adhérente aux côtes, maigreur excessive. A chaque instant, le corps est ébranlé par une toux sèche, avortée. La respiration est accélérée : 48 inspirations par minute. La tempé-

---

(1) Trente jours après l'achat, M. le marquis de Castellane fait toujours soumettre ses bêtes bovines à l'épreuve de la tuberculine, afin d'éliminer, de son troupeau, toutes celles qui sont atteintes de tuberculose.

rature rectale varie entre 38°6 et 38°9. Les ganglions du flanc ont un volume quadruple de celui de l'état normal, ils sont durs, roulant sous le doigt, indolores. — Appétit très capricieux, météorisme intermittent, diarrhée opiniâtre. Quelques mucosités sont rejetées par les narines. La percussion des parois costales provoque des plaintes et la toux. Les reins sont très sensibles à la pression. A l'auscultation, on constate des symptômes de pleurésie des deux côtés de la poitrine, parties inférieures. Dans les parties moyenne et supérieure des deux poumons, on trouve certains points où le murmure respiratoire est affaibli, et d'autres encore où il est augmenté, dur; et, enfin, par places, des râles sibilants ambulants. Par l'exploration rectale, on constate une tuméfaction (augmentation de volume) des ganglions mésentériques.

Diagnostic. — Tuberculose pulmonaire et ganglionnaire. Diagnostic confirmé par l'épreuve de la tuberculine faite le 2 mai au soir.

Température initiale : 38°6. — Résultant de cinq températures prises matin et soir avant le repas (30 avril, soir; 1er et 2 mai, matin et soir).

Température la plus élevée après l'injection (les températures ont été prises toutes les deux heures de la 10e à la 24e heure après l'injection), 40°8.

Réaction : 40°8 — 38°6 = 2°2.

Le 7 mai, cette vache est l'objet d'un arrêté préfectoral d'isolement et de séquestration.

Le 30 mai, cette bête, dont l'état s'est encore aggravé; démarche chancelante, yeux enfoncés dans les orbites, appétit nul, est de nouveau soumise à l'épreuve de la tuberculine.

Réaction : 2°3.

Le 31 mai, au soir, elle est soumise au traitement par le sérum du Dr Cuguillère, de Toulouse; injection de 20 centimètres cubes de sérum; la température prise cinq minutes après l'injection reste normale ainsi que les jours suivants : 1er et 2 juin. Le 1er juin, la vache mange avec appétit les rations qui lui sont distribuées.

Le 6 juin, injection de 30 centimètres cubes de sérum du Dr Cuguillère.

Mêmes observations, à propos des températures prises après l'injection, que les 31 mai, 1er et 2 juin.

(Dans la suite de l'expérience, la température a toujours été prise et est restée normale.)

Le 13 juin, injection de 40 centimètres cubes de sérum.

Le 21 juin, injection de 20 centimètres cubes de sérum.

Manque de sérum; l'injection, d'après la règle prescrite par le Dr Cuguillère, aurait dû être de 50 centimètres cubes.

Le 4 juillet, injection de 50 centimètres cubes de sérum Cuguillère.

Les 11 et 12 juillet, la température est prise matin et soir, avant le repas, pour établir une température moyenne normale, qui est de 38°7.

L'injection de tuberculine faite le 12 juillet au soir,

à 7 heures, donne, le lendemain, 13 juillet, le relevé de s
températures ci-dessous :

> A   5 heures du matin, température 38º6.
>   7   —   —   38º5.
>   9   —   —   38º7.
>   11   —   —   39º.
>   1 heure du soir   —   38º8.
>   3   —   —   38º6.
>   5   —   —   38º7.
>   7   —   —   38º7.

En conséquence, RÉACTION THERMIQUE NULLE.
15 juillet, examen de la bête au repos le matin. L'état
général s'est beaucoup amélioré, le poil est devenu plus
brillant, la peau a repris de la souplesse, peu d'adhérence
aux dernières côtes, les ganglions du flanc sont presque
normaux tout en restant cependant un peu plus volumineux qu'à l'état normal. La toux est très rare. A
l'auscultation, on trouve simplement un murmure respiratoire un peu plus dur que normalement, et on compte
20 respirations à la minute. *L'appétit est excellent*, la
digestion s'effectue rapidement. L'exploration rectale
ne permet de percevoir rien d'anormal du côté des
ganglions mésentériques. En un mot, l'animal a toutes
les apparences de la santé.

> Le 17 juillet, injection de 50 cm³ sérum Cuguillère.
>   27   —   —   —
>   5 août,   —   —
>   12   —   —   —
>   19   —   —   —
> Le 27 août, à 4 heures du matin, 38º4.

Les 25 et 26 août, prise de températures, matin et soir, avant le repas, afin d'établir la température initiale. Elles donnent une moyenne de 38°5.

L'injection faite le 26 août, à 6 heures du soir, donne, le résultat suivant :

Le 27 août	6 heures du matin,	38°4.
—	8 —	38°4.
—	10 —	38°3.
—	12 —	38°3.
—	2 heures du soir,	38°8.
—	4 —	38°9.
—	6 —	38°9.

Le 31 août, au matin, la bête, examinée au repos et avant le repas, donne 18 respirations à la minute. Les ganglions du flanc sont normaux, ils semblent cependant un peu plus consistants qu'à l'état normal. Le poil est brillant, lisse, on croirait être en présence d'une bête qui subit deux pansages à la brosse par jour, lorsqu'en réalité, elle a vécu séquestrée dans une prairie jour et nuit (sauf au moment des injections de tuberculine), sans autre nourriture que l'herbe de la prairie, sans autres soins que les injections de sérum.

Cliniquement, la vache paraît guérie, elle est conservée, pendant tout le mois de septembre, à la prairie, jours et nuits; les 9 et 10 octobre, matin et soir, avant le repas, prise de températures qui donnent une température moyenne normale de 38°5.

Le 11 octobre, à 6 heures du matin, injection de tuberculine.

Le 11 octobre, à midi, température : 38°2; 1 heure

du soir, 38°1; 3 heures, 38°4; 5 heures, 38°5; 7 heures, 38°4. Encore une fois la tuberculine est venue confirmer les prévisions de la clinique.

La tuberculose était-elle guérie? Un moyen restait; avantage que possèdent les vétérinaires sur les docteurs en médecine, pour contrôler leur diagnostic : C'ÉTAIT L'ABATAGE; il fut décidé pour le 15 octobre suivant. A cet abatage furent invités : M. le Vétérinaire délégué de la Gironde, M. le Dr Cuguillère, M. le Dr Goizet de Galgon, MM. les Drs Seaux et Rabaine de Saint-Denis-de-Piles, M. le Maire de Savignac-sur-l'Isle. L'abatage eut lieu au château de Savignac.

M. le Vétérinaire délégué et M. le Dr Seaux n'ont pu assister à l'abatage. Tous ceux qui étaient présents à l'abatage ont été unanimes à reconnaître que la bête avait toutes les apparences de la santé; du 31 mai au 15 octobre, elle avait augmenté de poids de 75 KILOS.

L'autopsie, pratiquée en présence des docteurs précités et de M. le Maire de Savignac, a permis les constatations suivantes : les ganglions sous-glossiens et bronchiques présentent, à la coupe, un aspect normal et ne semblent avoir été le siège d'aucun processus morbide.

Les ganglions du grasset, de volume normal, présentent, sur leur coupe longitudinale, les traces évidentes de lésions guéries; un tissu gris-blanc, irrégulier, rayonné par places, se coupant difficilement et criant légèrement sous l'instrument tranchant, indique qu'il y a eu là une lésion inflammatoire guérie.

Les ganglions mésentériques présentent le même aspect à la coupe, avec cette différence cependant que,

2

dans le tissu de cicatrice, on trouve, comme enkystées, de très fines granulations jaune très clair, calcaires et absolument analogues aux granulations calcaires des lésions tuberculeuses.

Dans les poumons, de toutes les lésions révélées par le cortège symptomatique énuméré, il ne reste plus rien, à peine quelques légers foyers de pneumonie, absolument rien sur la plèvre pulmonaire. Par contre, les plèvres pariétales portent les vestiges de la pleurésie diagnostiquée au début; çà et là, on voit des filaments, des petits lambeaux flottants, de couleur gris-blanc et d'apparence fibreuse; mais ces lésions ne permettent nullement de soupçonner qu'elles sont les restes d'une pleurite tuberculeuse.

L'autopsie est donc venue confirmer les prévisions, et la vache, cliniquement guérie, l'était en réalité, puisque l'autopsie ne m'a permis de relever que des cicatrices.

En un mot, la **Tuberculose Bovine**, *cliniquement et scientifiquement reconnue, a été guérie par le sérum Cuguillère.*

Guérison reconnue par la tuberculine scientifiquement et par l'autopsie macroscopiquement. L'examen microscopique des lésions guéries sera communiqué ultérieurement.

Ce sont là des conclusions permises par une expérience. Des expériences analogues sont en cours et nous tâcherons de les effectuer avec plus de sévérité que celle-ci, si possible. C'est ainsi notamment, qu'à l'autopsie, après guérison, non seulement nous examinerons au microscope les lésions guéries, mais nous les inoculerons de façon à prouver, péremptoirement, que ce sont bien là des tissus desquels la virulence à disparu.

De même aussi nous nous proposons de soumettre à un travail intensif un sujet guéri en le soustrayant à toute cause de contagion, mais en l'entretenant dans de mauvaises conditions hygiéniques, pour bien prouver la guérison. Après plusieurs mois de cette existence, il devra subir victorieusement une nouvelle épreuve de tuberculine.

Et ainsi nous espérons prouver la haute valeur thérapeutique du sérum Cuguillère, nous disons haute valeur thérapeutique, car il exerce sur les malades un effet quasi magique : dès le lendemain, ils semblent renaître à la vie. Deux bêtes bovines injectées tout dernièrement, qui ne mangeaient plus que quelques rares brins d'herbe, dès le lendemain de l'injection ont mangé leurs rations avec appétit, de même, d'ailleurs, que la vache, objet de cette relation.

II. — Bêtes bovines a l'étable.

A) *Vache abattue aussitôt après la première réaction indécise à l'épreuve de la tuberculine.*

Comme on le verra dans le cours de cet exposé, les effets immédiats du traitement sont différents de ceux relatés dans ma première observation. La première vache avait été traitée à la prairie où elle passait les jours et les nuits; la deuxième a été traitée dans un local clos à une température toujours supérieure à

12 degrés. Cette différence dans les effets prouve que la climatothérapie est une branche de la thérapeutique qui ne doit pas laisser le clinicien indifférent, et qui, si elle ne joue pas toujours un rôle indispensable, constitue parfois, et c'est notre cas, un adjuvant de premier ordre. Cependant, certaines variations remarquées dans les effets immédiats du traitement peuvent aussi tenir à ce que la bête, étant à l'étable, a été observée quotidiennement, tandis que celle traitée à la prairie n'était revue que tous les huit jours; c'est-à-dire lorsque les effets du sérum étaient quasi-terminés. C'est ainsi que dans cette observation on verra la toux augmenter les quatre ou cinq premiers jours après l'injection, pour diminuer ensuite jusqu'au huitième. Ce qui m'avait fait dire, dans ma première note, que la toux diminuait après chaque injection, c'est que je ne revoyais la bête que tous les huit jours, au moment où le sérum avait son minimum d'action.

Le 3 novembre 1904, M. Labayle, métayer au village de Nouet, commune de Saint-Denis-de-Piles, me présente une vache garonnaise croisée, âgée de 7 ans, sous poil froment clair, tousse depuis plusieurs mois déjà, présente, au niveau de la parotide droite, une fistule qui résulte de l'ouverture d'un abcès ponctionné au cautère il y a huit mois; par cette fistule s'écoule un pus jaunâtre, filant; les lymphatiques partant du pourtour de la fistule forment de petites cordes noduleuses. Les ganglions sous-glossiens, pharyngiens, pré-pectoraux et superficiels du grasset sont tous plus volumineux que normalement et plus durs. Sur les parois du ventre et sur les flancs, dans le tissu conjonctif sous-cutané, existent de nombreux ganglions roulant sous le doigt et dont le volume varie de celui d'un pois à celui d'une noisette.

Après chaque repas, la bête est météorisée. Le météorisme est dû à la présence de ganglions tuberculeux dont l'excès de volume produit la compression de l'œsophage et empêche les éructations si fréquentes et abondantes chez les bovins; ou bien ces mêmes ganglions compriment le cordon nerveux œsophagien supérieur qui commande aux mouvements contractiles du rumen et ainsi produisent le météorisme par défaut de fonctionnement de ce dernier organe. La bête tousse fréquemment; la toux est grasse, mais avortée (30 respirations à la minute). La respiration est courte, respiration pleurétique, ronflante, indiquant une gêne respiratoire au niveau de la région pharyngo-laryngienne. L'auscultation de la poitrine permet d'entendre, dans toute l'étendue et des deux côtés, des râles sibilants et muqueux et le bruit de frottement pleurétique, frottement très léger, très limité, indiquant des adhérences nombreuses. Au niveau du lobe antérieur gauche, souffle caverneux très net. La percussion de la poitrine donne une sub-matité générale bien prononcée dans toute l'étendue, sauf à la partie antérieure gauche (le membre étant très fortement porté en avant et en haut), qui donne une résonance exagérée, presque tympanique.

L'état général de la bête est plutôt mauvais; le poil est terne, sec, la peau adhérente aux dernières côtes, la démarche légèrement chancelante.

Diagnostic clinique : tuberculose généralisée.

La température est prise pendant deux jours, matin

et soir avant le repas, en vue d'une épreuve de tuberculine.

4 novembre : matin, 38°6; soir, 38°9.
5 — 38°5; — 38°8.

Ces relevés donnent une température initiale de 38°7.
L'injection de tuberculine faite le 5 novembre, à 5 heures
du soir, a donné le résultat suivant :

6 novembre : matin, 3 heures, 40°1.
— 5 — 39°4.
— 7 — 39°4.
— 9 — 38°.
— 11 — 40°3.
6 novembre : soir, 1 — 40°8.
— 3 — 41°.
— 5 — 41°5.

Réaction thermique : 41°5 — 38°7 = 2°8.

Pendant toute la journée du 6 novembre, la vache
a eu le poil hérissé, le dos voussé, le corps agité par
de légers tremblements, sortes de frissons persistants,
et a refusé toute nourriture. Cet ensemble symptomatique est le résultat de l'injection de tuberculine, résultat
que nous avons observé assez souvent.

Le 7 novembre, au matin, la bête, à peu près dans
l'état normal, a pris une demi-ration avec appétit. Elle
reçoit une injection de 10 centimètres cubes de sérum
Cuguillère.

Le 15 novembre, injection de 25 centimètres cubes
de sérum Cuguillère.

Le 22 novembre, injection de 35 centimètres cubes de sérum Cuguillère.

La vache a été observée les 9, 17 et 24 novembre, c'est-à-dire deux jours après les injections et pendant un assez long temps. A chacune de ces visites, la respiration était fortement ronflante avec gros râles muqueux dans la région pharyngo-laryngienne, râles provoquant une toux fréquente assez forte, mais que la bête aurait voulue plus violente, ce qui est indiqué par la sortie de la langue au moment de l'inspiration, qu'elle voudrait aussi plus profonde, mais empêchée probablement par les adhérences pleurétiques, pour expectorer très fortement et éliminer les produits morbides qui se détachent à chaque instant sous la réaction du traitement.

Le 29 novembre, injection de 45 centimètres cubes de sérum Cuguillère.

Aux dires du propriétaire, la toux semble avoir augmenté d'intensité et de fréquence. La respiration est ronflante. Les râles muqueux pharyngo-laryngiens sont plus nombreux et plus intenses qu'à la visite du 24. La fistule du ganglion parotidien donne écoulement à une petite quantité de pus épais. Sur mes indications, la bête ayant été liée à un joug, par les cornes, et soumise à un violent effort de traction, il s'est écoulé, par la fistule, une petite quantité de pus épais; tandis qu'avant le traitement la traction par la tête faisait couler abondamment un pus beaucoup plus fluide. Les cordes lymphatiques noduleuses périphériques ont disparu; mais une tumeur de la grosseur d'une petite pomme s'est formée en avant de la fistule, elle est molle, fluctuante, indolore. Le 8 décembre, injections de 60 centimètres cubes de sérum Cuguillère. Le 10 décembre, l'appétit est bon, le météorisme est insignifiant, mais persiste, néanmoins. Tous les ganglions apparents ont légèrement diminué de volume. La toux reste forte, fréquente et expectorante. La respiration semble plus libre, l'inspiration a plus d'ampleur, 23 mouvements respiratoires à la minute. Le souffle caverneux, au niveau de la partie antéro-inférieure gauche de la poitrine, a presque complètement disparu et est remplacé par un bruit de souffle. La percussion de la poitrine donne une résonance plus prononcée qu'au début. Le 13 décembre, injection de 70 centimètres cubes de sérum Cuguillère. La fistule parotidienne semble tarie, mais la tumeur persiste. Sur les 70 centimètres cubes, 10 ont été injectés dans l'intérieur de cette tumeur. Le 23 décembre, injection de 70 centimètres cubes de sérum Cuguillère, dont 20 centimètres cubes dans l'intérieur de la tumeur qui est devenue plus dure et s'est réduite de volume.

Le 3 janvier, injection de 80 centimètres cubes dont 30 au pourtour de la tumeur parotidienne qui a encore diminué de volume. La toux est très forte et expectorante.

Le 12 janvier, injection de sérum dans les mêmes conditions. Expectoration de plus en plus abondante. Respiration beaucoup plus ample. 20 respirations à la minute.

Le 21 janvier, injection de 70 centimètres cubes de sérum dont 50 au pourtour de la tumeur parotidienne qui est réduite au volume d'une noix. La toux est moins fréquente, mais toujours abondamment expectorante.

L'état général est sensiblement meilleur, les ganglions lymphatiques superficiels ont presque le volume de l'état normal.

Le 29 janvier, les ganglions ont un volume normal. La toux est moins fréquente, mais plus forte que par le passé. Les mouvements respiratoires ont plus d'amplitude et sont au nombre de 18 par minute.

A l'auscultation de la poitrine, on perçoit quelques râles sibilants très légers des deux côtés et dans toute l'étendue, sauf dans la partie antéro-inférieure gauche où il y a absence de murmure respiratoire; mais, à ce niveau, on perçoit du frottement pleurétique. Le bruit pleurétique fait défaut partout ailleurs. A la percussion, il y a une submatité très légère dans toute l'étendue de la poitrine et des deux côtés, sauf dans la partie antéro-inférieure gauche où il y a matité complète.

Ce même jour, il est décidé de soumettre la vache à l'épreuve de la tuberculine et, dans ce but, la température est prise les deux jours suivants, matin et soir, avant le repas.

3 février : matin, 38°5; soir, 38°9.
4   —   38°5; — 38°9.

Ces relevés donnent une température initiale de 38°7.

L'injection de tuberculine faite le 4 février, à 6 heures du soir, a donné le résultat suivant :

5 février : matin, à 4 heures, 39°4.
—   6   — 39°4.
—   8   — 39°3.
—   10   — 39°2.
—   12   — 39°4.

5 février : soir,   2   —   39°3.
    —   4   —   39°4.
    —   6   —   39°4.

Réaction thermique : 39°4 — 38°7 = 0°7.

Absence complète de réaction générale.

On pourra nous objecter que la température prise immédiatement après l'injection aurait pu donner une température plus élevée.

C'est possible, mais nous ne le pensons pas, car, dans toutes les épreuves de tuberculine, il nous a été donné de voir réapparaître l'élévation thermique environ à huit heures d'intervalle.

Le 13 février, la vache est abattue par arrêté de M. le Maire de Saint-Denis-de-Piles, en date du 11 de ce mois.

L'autopsie, pratiquée aussitôt après l'abatage en présence de MM. les Drs Rabaine, père et fils, a donné les résultats suivants :

Les ganglions sous-glossiens, pharyngiens, prépectoraux superficiels, du grasset, et bronchiques, ont toutes les dimensions normales, leur coupe montre la trame ganglionnaire a travées épaisses, d'apparence fibreuse, et, dans certains points, quelques rares et très fines granulations jaunâtres, faisant une légère saillie sur la coupe. Le poumon retiré de la poitrine s'est affaissé d'environ un tiers du volume qu'il acquiert en inspiration complète. Pour le retirer de la poitrine, on a dû briser deux adhérences pleurétiques de dimension d'une pièce de 50 centimes chacune, et existant sur le lobe antérieur gauche. La surface des deux poumons présente un aspect remarquable : on constate, sur les plèvres, des plaques de dimensions variant de celle d'une pièce de 2 francs à celle du fond de la main d'un homme; ces plaques sont brillantes, lisses comme les autres parties de la plèvre, et s'en distinguent seulement par une élévation variant de un quart à un demi-millimètre au-dessus du niveau de la plèvre. Leur coupe présente l'aspect et donne l'illusion du tissu fibreux, criant sous l'instrument tranchant. Un grand nombre de ces plaques n'ont pas leurs analogues sur les plèvres pariétales, et les quelques rares qui y existent sont beaucoup plus réduites de dimensions — largeur et épaisseur — que celles existant symétriquement sur la plèvre pulmonaire.

A la surface du lobe antérieur gauche existent deux plaques de 4 centimètres de diamètre, présentant, à leur centre, des filaments d'apparence fibreuse, longs de 3 à 6 millimètres environ, et dont la base d'implatation forme une surface de la largeur d'une pièce de 50 centimes. Sur la plèvre pariétale correspondante existent les mêmes lésions, mais de dimensions d'un tiers environ plus réduites comme base. Ces dernières lésions sont les vestiges des adhérences persistantes et rupturées au moment de l'extraction des poumons de la poitrine. La guérison des lésions était ici beaucoup plus avancée sur la plèvre pariétale que sur la plèvre pulmonaire, tandis que dans la première observation, au contraire, la guérison des lésions des plèvres pulmonaires était plus avancée.

Pourquoi ces différences??? Faut-il invoquer ici le milieu dans lequel se sont trouvés les deux animaux au point de vue du traitement??? Sur la coupe transversale d'un poumon, on aperçoit des lobes pulmonaires sains n'ayant jamais été envahis par la tuberculose, d'autres ne présentent aucune trace de tuberculose, mais réduits aux deux tiers de leurs dimensions primitives; leur trame est sillonnée de nombreuses travées d'apparence fibreuse; ce sont autant de lobules pulmonaires qui ont disparu, laissant à leur place un tissu cellulaire dense d'apparence fibreuse.

Par places, on rencontre 3, 4, 5 lobes ainsi réunis, vestiges d'un tubercule guéri et dont les produits morbides ont été expectorés. En d'autres points ce sont des masses de volume variant de celui d'une noix à celui d'une pomme moyenne, masses très bien délimitées, à parois d'apparence fibreuse et d'un contenu blanc jaunâtre, spongieux, aréolaire, mou et divisé par des lames partant de la paroi et de même aspect fibreux que celle-ci. Sur d'autres points, ce sont de véritables masses caséeuses à pus épais, ressemblant au fromage de Roquefort, et ayant une paroi fibreuse épaisse, à couches concentriques dont l'épaisseur augmente au fur et à mesure qu'on se rapproche de la périphérie.

Ailleurs, ce sont des tumeurs de dimensions variant de celle d'une noix à celle d'une grosse pomme, et dont la coupe montre un tissu d'apparence fibreuse, traversé par des lames de même nature, mais un peu plus grises, avec, çà et là, quelques granulations jaunâtres, faisant saillie sur la coupe. Ici, encore, ces lésions sont entourées d'une enveloppe fibreuse très épaisse, à couches concentriques de dimensions variables, couches d'autant plus nombreuses que le mal est plus près de disparaître.

Enfin, le lobe antérieur gauche, à la surface duquel
les lésions étaient le plus en retard pour la guérison,
était complètement affaissé, le tissu pulmonaire, réduit
à néant, était remplacé par du tissu de cicatrice formé
de lamelles épaisses et très nombreuses, d'apparence
fibreuse. Parmi ces lamelles simulant une mosaïque un
peu irrégulière, une lame beaucoup plus épaisse et de
même nature les traversait obliquement d'arrière en
avant et de dedans en dehors, et constituait sûrement
la cicatrice de la caverne diagnostiquée en novembre.
Aucune de ces lésions ne présentait à leur face interne
le tapis de fins bourgeons que l'on rencontre très souvent à la périphérie des lésions tuberculeuses : tubercules purulents ou cavernes. Le foie, légèrement plus
volumineux qu'à l'état normal, montre, à sa surface,
de légères élevures au niveau desquelles on remarque
une congestion intense. Immédiatement au-dessous de
ces tissus congestionnés se trouvent des tubercules de
dimensions variables suivant les points, et enveloppés
d'une auréole inflammatoire (inflammation de réaction
destinée à limiter les tissus malades et les tissus sains);
c'est qu'ici, plus nettement encore que dans le poumon,
les lésions s'enkystent, se séparent des tissus sains, et
on peut énucléer les tubercules aussi facilement que
l'on énuclée les fibromes du tissu conjonctif observés
au fourreau et au scrotum des équidés. Certains de ces
tubercules, les plus volumineux, de la dimension du
poing d'un homme, avaient une paroi kystique mince,
et contenaient un pus relativement fluide, d'autres
plus petits avaient une paroi kystique plus épaisse,
le pus plus épais, d'autres transformés en masses

fibreuses plus petites, avec un pointillé jaunâtre, d'apparence calcaire, et, enfin, d'autres, les plus petits, véritables fibromes à couches concentriques, représentaient très bien les tubercules fibreux des auteurs, et qui n'étaient autres que les tubercules parfaitement guéris.

La rate présentait les mêmes lésions que le foie, avec des tubercules moins volumineux, mais aux mêmes stades de transformation, et avec, à la surface de son parenchyme, au niveau des tubercules, une congestion bien plus apparente, vu la couleur moins foncée de cet organe.

Enfin, les lésions des ganglions parotidiens étaient, elles aussi, très significatives de la marche vers la guérison. La fistule constatée au début du traitement était simplement constituée par un cordon fibreux, et la tumeur, montrée en cours de traitement en avant et au bas de l'oreille, n'était autre qu'un abcès tuberculeux, mais qui était enveloppé par une membrane fibreuse le transformant en poche kystique, à pus épais, quasi spongieux, parfaitement isolé des tissus sains; il y avait donc, là encore, une grande différence entre la paroi de cet abcès et la paroi bourgeonnante de celui ouvert plus d'un an avant, c'est-à-dire dès son apparition, et manifestement signe de guérison.

Cette autopsie, extrêmement instructive, très remarquable et surtout très significative, *permettant de saisir sur le vif les effets du sérum Cuguillère*, montre bien mieux que l'autopsie d'un animal guéri les merveilleux effets, *effets quasi-magiques* ai-je déjà écrit, de ce traitement qui est appelé à rendre d'incomparables et d'inestimables services, en médecine humaine surtout.

Des pièces anatomiques ont été conservées dans l'alcool absolu et permettent de se rendre compte des observations ci-dessus rapportées.

Des lésions ont également été confiées à un professeur d'histologie, aux fins d'examen microscopique.

Le résultat de l'examen microscopique sera communiqué simultanément avec l'examen des pièces relatives à la première observation.

B) *Vache abattue après la première réaction négative à l'épreuve de la tuberculine.*

La lecture de cette observation a été faite avant l'autopsie de l'animal, en présence de M. le Dr Cuguillère, de Toulouse; *professeur Arnozan; Dr Laffargue,* chef de clinique à l'hôpital Saint-André de Bordeaux; *M. Champetier, vétérinaire principal de 1re classe, inspecteur des 12e et 18e corps d'armée; M. Brochériou, vétérinaire en 1er au 15e dragons; Dr Mayet,* de Niort; *Drs Goizet et Henry,* de Galgon; *Dr Fage d'Ambarès; Dr Rabaine, père et fils,* de Saint-Denis-de-Piles; *Dr Petit, médecin en chef de l'hôpital de Libourne; Dr Bernuchon, de Moncontour-de-Poitou,* près Loudun; *M. Boudeau, vétérinaire inspecteur du Port de Bordeaux; M. Beylot, vétérinaire à Saint-Denis-de-Piles; Dr Laval, de Libourne,* etc...

M. le Maire de Saint-Denis-de-Piles, qui a suivi

tout le traitement, M. Martin Auguste, premier adjoint
au Maire de Saint-Denis-de-Piles et propriétaire de la
ferme où M. Bâcle, métayer, a consenti au traitement
de l'animal, et un nombreux public des environs assis-
taient aussi à l'autopsie. Parmi les personnes étrangères
à la Médecine se trouvaient M. l'abbé Coblot, aumônier
du Lycée de Niort, et *M. le marquis de Castellane*,
membre bienfaiteur de la Société d'application des
Sciences médicales et chez lequel a été traité *le premier
bovidé tuberculeux*.

Se sont excusés comme empêchés : Écoles vétérinaires
de Toulouse et d'Alfort, M. le professeur Garrigou, de
la Faculté de Médecine de Toulouse; M. Baillet, vétérinaire honoraire de la ville de Bordeaux; M. Sérès,
inspecteur de l'abattoir, à Bordeaux; M. Mendrès, vétérinaire départemental de la Gironde; M. Bardeau, vétérinaire à Gauriaguet, président de la Société vétérinaire
de la Gironde; M. Guittard d'Astaffort, secretaire général
de la Société d'application, directeur du *Progrés vétérinaire*, et quelques vétérinaires de la Gironde.

Le 27 octobre 1904, nous sommes appelé par M. Bâcle,
métayer au village de Goizet, commune de Saint-Denis-
de-Pile, pour visiter une vache bordelaise, sous poil
noir-pie moucheté, âgée de 15 ans environ. L'examen
de cet animal nous permet de relever les symptômes
suivants :

État général très mauvais; poil terne, sec, peau
adhérente aux avant-dernières côtes. Le pincement de
la colonne vertébrale produit un abaissement considérable de cette dernière, et en insistant on provo-
querait facilement la chute de l'animal. La respiration

est accélérée (39 mouvements respiratoires à la minute).
La toux, qui est excessivement fréquente, est profonde
et parfois un peu grasse. L'appétit est nul, et, d'ailleurs,
nous dit M. Bâcle : « Comment voulez-vous que cette
bête mange, elle a assez affaire à buffer (1) et à tousser. »
Les ganglions sublinguaux, rétropharyngiens, prépectoraux et superficiels du grasset, sont très volumineux;
leur volume est environ le triple de l'état normal, ils
sont durs et indolores.

La percussion de la poitrine avec le poing est doulou-
reuse, notamment dans les parties moyennes et antéro-
inférieures. Au plessimètre, la percussion donne de la
matité dans les parties antéro-inférieures, et de la submatité dans toutes les autres parties de la poitrine, avec,
cependant, par places, quelques points complètement
mats.

A l'auscultation, on constate un bruit de frottement
pleurétique intense dans les parties antéro-inférieures;
ce bruit s'étend, en diminuant d'intensité, vers les
parties moyennes où on commence à percevoir des
râles sibilants et muqueux irrégulièrement disséminés;
ces râles deviennent très nets dans les parties supérieures;
cependant, dans certains points de ces parties moyennes
et supérieures, il y a absence complète de murmure
respiratoire.

Par l'exploration rectale, on constate une quantité
considérable de petites tumeurs variant du volume
d'une noisette à celui d'un gros œuf de poule; elles
existent : dans le bassin (les plus petites) et dans la

---

(1) Buffer : Dans le patois régional, cette expression signifie respirer.

cavité abdominale aussi loin que la main peut explorer. La bête étant taurelière, il est probable qu'il existe des lésions des ovaires, mais il est impossible de les distinguer au milieu de toutes ces néoformations.

L'œil est le siège d'altérations complexes; en partie hors de l'orbite, comme chassé sous l'influence d'une poussée venant de l'intérieur, et produite peut-être par la prolifération d'une tumeur, le cristallin luxé semble renversé dans la chambre antérieure. Les milieux de l'œil sont d'un blanc opalescent, altération qui gêne pour l'appréciation des lésions.

L'animal se déplace difficilement, sa démarche est chancelante, il est en équilibre tout à fait instable et semble prêt à choir à chaque pas.

Diagnostic clinique : tuberculose généralisée, arrivée aux dernières limites de son développement.

Ce même jour, 27 octobre, nous décidons de soumettre l'animal à l'épreuve de la tuberculine qui, dit-on, « *ne donne pas de réaction dans les cas de tuberculose très avancée »*.

Température prise, matin et soir, avant le repas, en vue d'établir la température initiale.

28 octobre : matin, 38°6; soir, 38°7.
29 — 38°3; — 38°4.

Ces relevés nous donnent une température initiale de 38°5.

Le 29 octobre, à 6 heures du soir, injection de tuberculine.

Le 30 octobre, on relève les températures suivantes :

A   4 heures du matin, 38°9.
     6   —   38°4.
     8   —   39°8.
   10   —   39°6.
   12   —   40°5.
    2 heures du soir,   40°8.
    4   —   40°9.

Réaction thermique : 40°9 — 38°5 = 2°4.

La tuberculine ayant confirmé le diagnostic clinique, la bête, déjà isolée, a été immédiatement séquestrée par arrêté de M. le Maire de Saint-Denis-de-Piles, arrêté confirmé par la Préfecture.

Après autorisation de M. le Préfet sur l'avis de M. le Vétérinaire délégué, la vache, maintenue isolée et séquestrée, est soumise au traitement par le sérum Cuguillère. A ce moment, au ruban de Dombasle, la bête accuse un poids vif de 375 kilos.

Le 1er novembre, la vache reçoit une injection hypodermique de 10 centimètres cubes de sérum Cuguillère.

Le 7 novembre, injection de 20 centimètres cubes de sérum.

Le 15 novembre, injection de 25 centimètres cubes de sérum; ce jour, on constate que le poil est devenu plus luisant et qu'il commence à tomber comme à la mue de printemps. Le propriétaire nous fait observer que l'appétit est excellent et qu'il s'est réveillé dès le lendemain de la première injection. Maintenant cette bête mange et rumine comme une vache en parfaite santé.

Le 22 novembre, injection de 45 centimètres cubes. L'état général s'améliore. La respiration est devenue fortement ronflante, il y a de l'enchifrènement et, en approchant l'oreille à 10 centimètres de la trachée, on perçoit nettement de gros râles muqueux ambulants. La toux, dont la fréquence a diminué, est plus forte, plus profonde, plus grasse qu'au début et manifestement expectorante.

Le 25, la vache, dont l'appétit s'est si bien réveillé, est atteinte d'indigestion du rumen par légère surcharge alimentaire. La diète seule a raison de cet état.

Le 29 novembre, injection de 55 centimètres cubes de sérum. La toux semble avoir diminué de fréquence. La respiration est plus lente; 22 mouvements respiratoires à la minute.

Les 7 et 3 décembre, les températures sont relevées le matin et le soir, avant le repas. Ce relevé donne une température initiale de 38°5. L'injection de tuberculine, faite le 8 décembre à 7 heures du soir, donne le résultat, suivant :

Le 9 décembre :

A	4 heures du matin,		39°9.
7	—		40°8.
9	—		40°8.
11	—		40°9.
1	heure du soir,		40°5.
3	—		40°6.
5	—		40°1.

Réaction thermique : 40°9 — 38°5 = 2°4.

Le 13 décembre, injection de 70 centimètres cubes de sérum. Le poil est excessivement brillant, la peau est plus souple et l'état général s'est beaucoup amélioré.

Les 20 et 29 décembre, injection de 70 centimètres cubes de sérum.

Le 2 janvier 1905, l'enchifrènement, qui, jusqu'à ce jour, avait été toujours nettement perceptible, a presque complètement disparu.

Le 7 janvier, injection de 70 centimètres cubes de sérum. La percussion de la poitrine avec le poing donne un peu de sensibilité, au plessimètre il y a submatité très prononcée dans les parties antéro-inférieures de la poitrine et des deux côtés, semblant cependant plus accusée à droite; submatité très légère, à peine perceptible dans les parties moyennes. A l'auscultation, on constate de fins craquements dans les parties antéro-inférieures de la poitrine, et on comprend, on sent qu'il y a quelque chose qui semble retenir les poumons et ne leur permettre de donner à l'inspiration toute l'amplitude qu'elle devrait avoir. Dans toute l'étendue des deux poumons, on perçoit des râles sibilants légers et de nombreux râles muqueux. La toux, qui a diminué de fréquence, est toujours grasse et expectorante. On compte 19 mouvements respiratoires par minute. Tous les ganglions superficiels, sauf le rétropharyngien gauche, ont beaucoup diminué de volume, mais leurs dimensions sont encore au-dessus de la normale.

Les 16 et 25 janvier, injection de 70 centimètres cubes de sérum.

Les 2, 5 et 13 février, injection de 75 centimètres cubes de sérum. L'état général est celui d'un animal en parfaite santé. Tous les ganglions superficiels sont revenus à l'état normal, sauf le rétro-pharyngien gauche qui est encore gros comme un petit œuf de pigeon.

Le 25 février, poids vif au ruban de Dombasle, 500 kilos. En 187 jours, augmentation de 125 kilos. A l'auscultation, le murmure respiratoire est nettement perçu dans toute l'étendue de la poitrine, sauf, cependant, dans les parties supérieures où il existe quelques absences. On constate des râles sibilants irrégulièrement disséminés dans toute l'étendue de la poitrine.

A la percussion, très légère submatité dans les parties antéro-inférieures de la poitrine. La toux ne se produit plus que le matin et le soir, mais cependant encore par quintes. 16 mouvements respiratoires par minute.

Ce même jour, la vache est soumise à l'épreuve de la tuberculine avec une température initiale de 38°6. L'injection, faite à 7 heures du soir, donne le résultat suivant :

Le 26 février :

A	5 heures du matin,	39°9.
	7	—	40°4.
	9	—	40°9.
	11	—	40°6.
	1 heure du soir,	40°5.
	3	—	40°2.
	5	—	39°5.

Réaction thermique : 40°9 — 38°6 = 2°3.

Le 27 février, injection de 70 centimètres cubes de sérum.

Ce jour, M. Bâcle nous observe que la vache ne tousse

plus que rarement, le matin et le soir. La toux provoquée est franchement grasse et forte.

Le 21 mars, injection de 80 centimètres cubes de sérum. Toute la journée du 18 mars, M. Bâcle, étant resté dans un local contigu à celui occupé par la vache, ne l'a point entendu tousser.

Le ronflement qui se produisait encore légèrement après les injections n'existe plus, et la toux, très fréquente après ces injections, est maintenant excessivement rare pour ne pas dire qu'elle ne se produit plus.

Les 30 mars et 9 avril, injection de 80 centimètres cubes de sérum. Au moment de cette injection, la vache est placée devant la porte du local où elle est séquestrée, puis photographiée. Par cette photographie, on peut se rendre compte de l'insalubrité du lieu où elle est séquestrée et ainsi avoir la certitude que la tuberculose est curable même dans les conditions hygiéniques les plus mauvaises, par la méthode Cuguillère. Ce jour, la vache accuse, au ruban de Dombasle, un poids vif de 520 kilos.

Les 13 et 14 avril, les températures sont prises en vue d'une épreuve de tuberculine; ces températures nous donnent une température initiale de 38°4.

L'injection faite le 14 avril, à 7 heures du soir, donne le résultat suivant :

Le 15 avril :

A   5 heures du matin, 40°5.
   7   —   40°2.
   9   —   39°6.
 11   —   39°4.

1 heure du soir,   39°1.
3   —   38°7.

Réaction thermique : 40°5 — 38°4 = 2°1.

Le 20 avril, injection de 100 centimètres cubes de sérum.

Les 21, 22 et 23 avril, la toux s'est produite trois ou quatre fois dans la journée; c'est là sans doute, l'effet, d'une dose plus forte de sérum.

Les 25 et 26 avril, la toux a cessé.

Les 27 avril, 4, 12 et 18 mai, injection de 100 centimètres cubes de sérum.

Le 25 mai, injection de 120 centimètres cubes de sérum.

Les 31 mai et 1er juin, des relevés de température sont faits en vue d'une injection de tuberculine. Ces relevés nous donnent une température initiale de 38°4.

L'injection de tuberculine faite le 1er juin, à 6 heures du soir, a donné le résultat suivant :

Le 2 juin :

A   4 heures du matin, 39°1.
    6   —   39°4.
    8   —   39°4.
   10   —   39°4.
   12   —   39°5.
    2 heures du soir,   39°1.
    4   —   39°.
    6   —   38°8.

Réaction thermique : 39°5 — 38°4 = 1°1.

C'est la réaction d'une vache suspecte. Le traitement est continué.

Les 3 et 10 juin, injection de 120 centimètres cubes de sérum. Ce 10 juin, à l'auscultation, on trouve une respiration un peu plus dure que normalement, peut-être aussi un peu plus courte et avec quelques absences supérieures; mais on ne constate aucun râle. On compte 15 mouvements respiratoires à la minute. Tous les ganglions superficiels semblent normaux.

Le 17 juin, injection de 120 centimètres cubes de sérum. Ce jour, au ruban de Dombasle, la vache accuse un poids vif de 540 kilos.

Le 23 juin, injection d'une dose ordinaire de tuberculine pour sensibiliser la bête en vue d'une prochaine épreuve par le procédé Vallée.

Les températures prises pour établir une température initiale donnent le résultat ci-après :

Le 25 juin, soir, 39°.
26 juin, matin, 38°9.
26 juin, soir, 39°1.
27 juin, 5 h. ½ matin, 38°8.

ce qui donne une température initiale de 38°9.

Le 27 juin, à 5 heures et demie du matin, injection de 10 centimètres cubes de tuberculine; cette opération donne le résultat suivant :

Le 27 juin :

6 h. ½ matin, 38°7.   2 h. ½ soir, 39°3.
7 h. ½ — 39°.   3 h. ½ — 39°1.
8 h. ½ — 39°.   4 h. ½ — 39°1.

<pre>
 9 h. ½   —   38°9.   5 h. ½   —   39°.
10 h. ½   —   39°2.   6 h. ½   —   39°2.
11 h. ½   —   39°3.   7 h. ½   —   39°.
12 h. ½   —   39°3.   8 h. ½   —   39°2.
 1 h. ½ soir,   39°3.
</pre>

Réaction thermique : 39°3 — 38°9 = 0°4.

En conséquence, réaction nulle, et cette vache, qui, depuis plusieurs semaines, n'était plus cliniquement tuberculeuse, peut être considérée aujourd'hui comme guérie de la tuberculose, guérison affirmée par l'épreuve négative de la tuberculine.

D'ailleurs, la bête ne tousse plus, ou à de très longs intervalles, tous les deux ou trois jours, comme toutes les bêtes bovines, même celles qui n'ont jamais eu de lésions de la poitrine.

Cliniquement et scientifiquement, cette vache est guérie de la tuberculose. Un moyen extrême nous reste pour contrôler cette guérison : c'est l'autopsie.

Nous allons y procéder aujourd'hui, 10 juillet 1905.

A cette autopsie, nous ferons prendre des photographies des organes porteurs de lésions. Nous recueillerons de ces lésions; les unes pour être conservées; les autres pour être examinées au microscope. D'autres enfin seront triturées dans l'eau bouillie et inoculées immédiatement à des cobayes, cela pour bien prouver leur innocuité, corroborer les examens microscopiques, et, ainsi, arriver à démontrer, d'une façon péremptoire, indéniable et définitive, la guérison de la tuberculose.

***

Avant l'abatage, MM. les Vétérinaires présents auscultent l'animal et reconnaissent qu'il présente une respiration un peu plus dure que normalement avec quelques absences de murmure dans les parties moyennes et supérieures, notamment à droite, mais ne perçoivent aucun râle.

Autopsie. — 1º *Cavité abdominale.* — Tous les organes abdominaux sont recouverts d'une épaisse couche de suif, le foie et la rate exceptés.

Les ovaires présentent, à la coupe et dans leur partie centrale, un tissu fibreux très dense, parsemé de points plus résistants au toucher, ces tissus représentent les trois quarts du volume de l'organe qui est, lui-même, d'un quart plus volumineux que normalement. Il y a là, évidemment, un tissu de cicatrice ayant une tout autre origine que l'énucléation des ovules, et, qu'en la circonstance, on est tenté de rapporter à la tuberculose. Les ganglions inguinaux profonds, ainsi que tous les ganglions mésentériques, ont un volume un peu supérieur au volume normal, un tiers environ. Leur coupe présente, pour tous, une couche externe d'aspect brunâtre, ayant la consistance du ganglion normal; puis, pour les uns, les plus avancés dans la voie de la cicatrisation, une couche centrale grisâtre d'aspect fibreux, parsemée de points plus résistants au toucher; pour les autres, cette couche centrale est formée de corpuscules jaunâtres, de la grosseur d'une tête d'épingle ordinaire, et séparés les uns des autres par un tissu

grisâtre, d'apparence fibreuse. A la coupe, ces corpuscules paraissent formés par une petite capsule jaune
clair, enveloppant une matière jaune foncé, sorte de
pus concrété.

La rate présente, à la face externe, partie postérieure,
une plaque de péritonite de 15 centimètres de long
sur 5 centimètres de large. Cette plaque est lisse sur
toute sa surface libre, sauf en un point situé à la partie
postérieure où existent des débris filamenteux de 3 à
8 millimètres de long, et ayant une base d'implantation
de la largeur d'une pièce de 50 centimes. Sur le péritoine
pariétal correspondant existe une plaque de péritonite
analogue. Sur le bord supérieur de cet organe, on
remarque une fausse membrane à surface et à bords
lisses, flottante et n'ayant pas son analogue sur la
séreuse pariétale correspondante. Ce sont là évidemment les vestiges d'une péritonite avec adhérences,
lesquelles étaient sur le point d'être entièrement dé-
truites. Il y avait donc un processus très net de guérison. A la coupe, pratiquée dans tous les sens, la rate
paraît absolument normale.

Au moment où les organes abdominaux doivent être
retirés pour mettre le foie à découvert, une adhérence
retient la pointe du réseau contre les hypocondres et
la partie postéro-inférieure droite du diaphragme. Cette
adhérence rupturée donne écoulement à un pus jaune
verdâtre, d'odeur infecte, n'ayant aucun des caractères
du pus que l'on rencontre parfois, enkysté, chez les
animaux traités par la méthode Cuguillère. Aussi nous
annonçons que, vu la situation, la lésion est due à un
corps étranger sorti du réseau. En tous cas, nous

affirmons que ce pus n'est pas de nature tuberculeuse (1)

M. Boudeau, notre confrère, a pris de ce pus qui sera examiné, à Bordeaux, par un spécialiste. Le foie présente, sur sa face postéro-inférieure, des plaques de péritonite lisses, et, vers la partie centrale de cette même face, trois petites végétations d'apparence fibreuse, et dont la plus large avait environ 8 millimètres de diamètre. Il est probable que ces végétations constituaient les vestiges d'une péritonite locale. Sur la face antéro-supérieure de cet organe, on remarque trois plaques de péritonite dont la plus petite a les dimensions d'une pièce de 5 francs et la plus grande les dimensions du fond de la main d'un homme. Ces plaques sont amincies sur les bords et vont en augmentant d'épaisseur vers le centre où la plus développée a environ 6 millimètres. La surface de ces plaques, surtout au centre, est bosselée, irrégulière, mais lisse au toucher, ce qui indique que les adhérences qui y ont existé antérieurement sont rompues depuis assez longtemps. Dans l'épaisseur du foie, dont le tissu est normal, on rencontre un tubercule du volume d'un gros pois, se séparant facilement des tissus sains. La coupe le montre formé par une enveloppe grise d'apparence fibreuse d'un quart de millimètre d'épaisseur environ, et renfermant une matière jaunâtre très épaisse, à toucher pierreux.

Les ganglions rétropharyngiens présentaient absolu-

---

(1) Au moment où, après l'autopsie, le boucher procédait à l'enlèvement du suif des estomacs et de l'intestin, il a découvert, accroché dans l'épaisseur de la paroi de la pointe du réseau en partie déchirée, un fil de fer fortement oxydé, long de 12 centimètres et ayant un diamètre d'un m/m environ. C'était là, certainement, le corps étranger cause de l'abcès.

ment les mêmes caractères que les ganglions mésentériques les plus avancés dans la voie de la guérison. Chose singulière, le ganglion gauche, qui avait été le plus volumineux, était le plus réduit sans doute parce qu'il avait été le plus malade.

2° *Cavité pectorale*. — Sur la plèvre pariétale, dans les parties antéro-inférieures, on remarque de nombreuses petites plaques pleurétiques, sortes d'élevures grisâtres, de dimensions variant de la largeur d'une pièce de 50 centimes à celle d'une pièce de 2 francs. Dans les parties postérieures, les lésions sont plus accentuées, c'est-à-dire à guérison moins avancée.

Sur la plèvre pariétale droite ont dû exister des lésions de tuberculose très développées, car, en outre, des petites fausses membranes flottantes, traces évidentes de pleurésie et d'adhérences rompues et cicatrisées, on remarque trois végétations aplaties et pédiculées, dont la plus développée, oblongue, a un grand diamètre de 4 centimètres sur 25 millimètres pour le plus petit diamètre et environ 4 millimètres dans sa plus grande épaisseur.

Sur la plèvre pariétale gauche existe une fausse membrane flottante, adhérente par son bord supérieur, oblique de haut en bas et d'avant en arrière, ayant une longueur de 12 centimètres sur 5 de large.

Poumons. — La surface de ces organes est parfaitement lisse, ne montrant aucune lésion de pleurésie correspondant aux lésions pariétales, sauf aux bords libres des lobes antérieurs où on remarque de nombreuses petites proliférations pédiculées et amincies

vestiges probables de lésions tuberculeuses produites à
ce niveau. Les poumons, affaissés dans la cavité pectorale,
présentent encore un volume d'un cinquième environ
supérieur au volume normal. A la coupe de ces organes,
on observe des tubercules répandus dans toute leur
épaisseur. Les plus petits de ces tubercules, et ce sont
les plus nombreux, ont la dimension d'un grain de maïs,
et les plus volumineux atteignent la grosseur d'un œuf
de poule. Ces tubercules sectionnés paraissent formés
par une enveloppe fibreuse renfermant une substance
pâteuse, très épaisse, de couleur jaune et contenant
des granulations à toucher pierreux. Cette substance
s'énuclée très facilement de l'enveloppe qui, elle aussi,
se sépare parfaitement des tissus sains. On remarque,
en outre, à la limite de la partie moyenne et de la
partie supérieure du poumon droit, ainsi qu'à la partie
supérieure du poumon gauche, une poche purulente
contenant environ le tiers d'un verre de pus de blanc
laiteux et sans odeur. L'enveloppe de ces deux poches
était constituée par une membrane fibreuse, parfaitement close, ayant environ 3 millimètres d'épaisseur.
Du pus a été recucilli par raclage de cette paroi, et une
dilution faite dans l'eau bouillie a été immédiatement
inoculée à trois cobayes. Notre confrère, M. Boudeau,
a également recueilli de ce pus aux fins d'examen
microscopique.

Il est à remarquer qu'aucune de ces lésions n'était
à l'état aigu; cependant, dans les très nombreuses
autopsies de bovins tuberculeux que nous avons pratiquées, si les lésions anciennes ont quelquefois fait
défaut, nous avons toujours trouvé des lésions récentes

Or, ici, et c'est le point capital, toutes les lésions étaient anciennes, toutes enkystées, enfermées dans une poche d'apparence fibreuse qui les séparait du poumon immédiatement sain, sans aucune zone inflammatoire transitoire. Et c'est cette particularité qui explique pourquoi nos confrères, comme nous d'ailleurs, n'ont constaté, à l'auscultation, que de l'absence respiratoire en certains points, du murmure respiratoire dur un peu partout, mais pas un seul râle. Les râles, en effet, sont dus, dans la tuberculose, à des lésions aiguës, soit périphériques, soit de nouvelle formation. Or, ici, les lésions aiguës faisant défaut, il était rationnel de constater l'absence de râle.

Il y avait donc, dans tout cet organisme, un processus très net de guérison aussi probante dans les poumons que dans tous les autres organes, malgré les apparences contraires qui pouvaient se dégager *a priori*, mais qui ne résistent pas à l'examen sérieux des lésions.

Et, d'ailleurs, l'avenir nous apprendra si ces lésions étaient réellement guéries ou bien encore virulentes. Les examens microscopiques du pus et des différentes lésions récoltées à l'autopsie étant confiés à des spécialistes. Le résultat de ces examens ainsi que celui de l'inoculation des cobayes sera communiqué ultérieurement.

Réflexions. — Après cette autopsie, quelques membres du corps médical ont exprimé le regret que ce traitement n'ait pas été continué pendant quelque temps encore afin d'amener la disparition complète des lésions.

Nous répondrons :

L'abatage a été voulu immédiatement après l'épreuve de tuberculine, c'est-à-dire aussitôt que toute virulence a été anihilée, pour qu'on ne puisse pas émettre de doute sur l'affection traitée. C'est qu'en effet nous avions été seul à constater la maladie, et si toutes les lésions avaient été dans le même état que celles du système ganglionnaire, nous sommes certain que des doutes se seraient élevés sur la nature de l'affection. D'ailleurs, l'expérience a été tentée au château de Savignac, sur un animal moins malade, il est vrai, que celui objet de la présente observation; cet animal ayant été traité très longtemps après la réaction négative à la tuberculine; à l'autopsie, il eût été impossible à une personne non prévenue de déterminer l'origine des tissus de cicatrices. Et c'est pour que l'on puisse bien juger de la nature de l'affection traitée que nous avons arrêté notre traitement aussitôt après la réaction néga-tive à la tuberculine. convaincu que nous sommes que l'on peut obtenir la guérison complète, quand on le voudra, comme nous l'avons obtenue au château de Savignac.

De l'expérience du 10 juillet se dégage une leçon dont MM. les Docteurs en Médecine pourront peut-être tirer profit.

Lorsque des humains auront été traités par le sérum Cuguillère et qu'ils auront, comme notre sujet, toutes les apparences de la santé la plus parfaite, que leur respiration sera devenue normale, qu'ils ne tousseront plus, il faudra encore continuer le traitement pendant trois mois environ à raison d'une injection par semaine, puis pendant deux mois avec une injection tous les quinze jours, et, enfin, une injection tous les mois pendant la moitié d'une année environ.

En procédant ainsi, on arrivera sûrement à la guérison complète de la tuberculose.

Résultats d'examens histologiques pratiqués par le professeur M. Martin Roux, de l'hôpital Bichat, à Paris, sur les lésions relevées à l'autopsie de la vache objet de la deuxième observation.

« Paris, ce 25 avril 1905.

*« Le Professeur H. Martin-Roux
        à Monsieur Faure, vétérinaire à Saint-Denis-de-Piles.*

« MONSIEUR,

« ....
....

« Je fais en ce moment l'examen des pièces anatomiques bovines qui m'ont été envoyées.

« Cet examen est encore incomplet; je puis déjà dire, cependant, qu'il y a un processus de guérison très net par sclérose, et, d'autre part, *abondance excessive de phagocytes* précédant la sclérose. Autrement dit, ils attaquent les bacilles; et, quand ils sont détruits, la sclérose fait la cicatrice de guérison. Pas trouvé, en effet, jusqu'à présent, un seul bacille.

« ....

....

« Signé : Dr H. MARTIN-ROUX. »

« Paris, ce 12 juin 1905.

« MONSIEUR,

« ....

« Voici une courte note de l'examen des pièces reçues. J'y résume tout ce que j'ai observé :

« Il n'y est pas question de la rate, dont je ne retrouve pas les coupes égarées par mon interne, au moment du changement des élèves, le mois dernier. Il s'agissait ici encore de tubercules de divers volumes, très visibles à l'œil nu.

« J'en ai pris un nouveau fragment dont je pourrais, dans quelque temps, vous envoyer l'examen si vous le désirez.

« ....

« Signé : Dr H. MARTIN-ROUX. »

Examen du Docteur H. Martin-Roux.

Examen des pièces envoyées.

1º **Poumons**. — Dans les fragments envoyés dans l'alcool, on voit, à l'œil nu, des masses pulmonaires, à tissu compact, de volume variable, entre celu d'une petite lentille et d'une noisette, environnées de bandes plus claires et plus transparentes. Les bandes claires sont des travées conjonctives, fibreuses, qui ne présentent rien de particulier dans leur structure; mais qui englobent et isolent si bien les masses jaunes, tubercules dégénérés, que l'on pourrait très facilement énucléer ces derniers, comme de véritables billes.

A un faible grossissement, quelle que soit la méthode de coloration employée, les nodules tuberculeux apparaissent déjà d'aspect granuleux, mais parsemés de points où la coloration est plus intense. Ces points sont disséminés, sans ordre, dans le nodule tuberculeux.

A un grossissement de 250 à 300 diamètres, ces tubercules ne présentent pas l'aspect caséeux, comme nitrifiés, rebels, à leur centre, tout au moins, à la matière colorante, tels que nous sommes habitués à les rencontrer en pathologie humaine.

Ainsi que nous l'avions constaté, il y a bien des années déjà, dans certaines formes de tuberculose chez le singe, dans toute l'épaisseur du tubercule, les cellules qui le composent, si tassées qu'elles soient, conservent leur individualité et prennent la matière colorante.

Au centre, il y a de véritables pertes de substance

linéaire, à bords plus ou moins déchiquetés, et c'est à
la périphérie de ces pertes de substance que les cellules
sont le plus compactes; elles le sont de moins en moins
à mesure qu'on s'en éloigne; mais on reconnaît presque
partout, excepté au voisinage de la perte centrale de
substance, des traces des alvéoles pulmonaires, plus ou
moins tassées, comprimées les unes contre les autres,
dans les zones interne et moyenne du tubercule, laissant
voir la cavité de l'alvéole dans la zone externe.

Telles sont les grosses lésions tuberculeuses de ces
poumons. Mais ils paraissent, en outre, *presque partout,
infiltrés par une multitude de lymphacites, de phagocytes,*
pouvons-nous dire, et c'est là *véritablement la particularité intéressante de ces pièces anatomiques.*

En dehors de ces grosses lésions, de ces gros tubercules à destruction centrale, une foule de bronches, de
moyen et de petit calibre, présentent des lésions inflam-
matoires caractérisées encore *par des amas plus ou
moins compacts de lymphacytes.*

2º **Ganglions.** — Comme les fragments pulmonaires,
les ganglions que nous avons examinés renferment des
nodules caséeux enchâssés dans des bandes plus ou
moins épaisses de sclérose. Ces bandes scléreuses sont
surtout épaisses, compactes à la périphérie des tubercules; mais, d'une façon générale, le fin stroma conjonctif du ganglion normal est partout épaissi et trans-
formé en faisceaux conjonctifs.

Quant aux nodules tuberculeux, ils sont absolument
semblables à ceux déjà décrits dans les poumons. C'est-
à-dire qu'il n'y a nulle part destruction totale des

cellules, et leur transformation en détritus granuleux, granulo-vitreux résistant aux matières colorantes. Partout, même au centre des tubercules, si tassées que soient les cellules, elles conservent leur individualité, et leurs noyaux tout au moins se colorent vivement.

3e **Foie.** — Ce qui frappe ici encore, c'est l'enkystement des tubercules dans d'épaisses gangues scléreuses qui sont même plus épaisses dans cet organe que dans les *poumons* et les *ganglions*. Dans ces épaisses bandes fibreuses, toutes les artérioles présentent des lésions déjà anciennes d'*endoartérite* et de *périartérite*.

A la limite de ces épaisses bandes fibreuses, les travées de cellules hépatiques sont formées de cellules normales. Mais, à mesure qu'on se rapproche des zones centrales des tubercules, ces cellules sont plus tassées, plus déformées, puis elles disparaissent et sont remplacées par des lymphacytes de plus en plus nombreux. Comme dans les poumons, le centre des tubercules est excavé, détruit en forme de fentes inégales plus ou moins larges.

Tous ces organes ont été traités par la *méthode de* Zielh afin d'y rechercher le *bacille* de Koch. Malgré une étude très attentive d'un certain nombre de coupes, *je n'ai pu trouver un seul de ces bacilles.*

Signé : Dr H. Martin-Roux.

Parmi les personnalités qui se sont intéressées au sérum Cuguillère, nous sommes heureux de signaler le professeur F. Garrigou.

Maître aimé qui laissera un éternel souvenir parmi ses amis et ses confrères pour la sympathie qu'il avait su faire naître dans le cœur de ceux qu'il approchait par sa bonté et son intégrité parfaite; maître très éminent dont le nom restera à jamais gravé dans l'histoire de la science médicale : car personne ne peut ignorer que c'est lui qui a fait presque tous les travaux d'hydrologique que nous possédons jusqu'à ce jour, que c'est lui qui a découvert de délicates méthodes d'analyses, que c'est lui qui est l'auteur de presque toutes les analyses d'eaux minérales de nos plus grandes stations thermales, que c'est à lui à qui on a donné, et à bien juste titre, le nom de « Père de l'hydrologique ».

Le Dr Cuguillère eut l'honneur d'être pendant vingt années son élève; il s'intéressa beaucoup à ses travaux. A la suite des expériences bovines, il a prononcé le magnifique discours que nous sommes heureux de faire connaître à nos lecteurs.

Nous nous faisons un devoir d'adresser à sa mémoire nos plus sincères remerciements et l'expression de notre profonde gratitude.

DISCOURS

Prononcé par le Professeur GARRIGOU, *au Congrès de la tuberculose d'Agen*, 1906.

« MESSIEURS,

« Je considère comme un grand honneur d'avoir été choisi par votre bureau et par cette Assemblée tout entière, comme Président d'une séance scientifique aussi intéressante et utile que celle de ce jour.

« Vous avez voulu, sans doute, puisqu'il s'agit d'une

importante découverte faite par un de mes élèves, le Dr Cuguillère, me convier à l'une des phases de la consécration publique de cette découverte.

« Je vous en remercie. Vous voudrez bien me permettre alors, pour répondre à votre pensée, de rendre ici un commencement de justice à notre jeune et laborieux confrère, en disant combien ses efforts, dont je suis la marche depuis de nombreuses années, sont désintéressés et planent au-dessus des inévitables difficultés et oppositions que soulève toute découverte, même celles qui ont pour visée principale l'intérêt général de l'humanité.

« Je m'acquitterai de ma tâche, en vous exposant, dans un très court historique, la question du sérum Cuguillère, sur laquelle je possède des documents inédits, et dont la communication permettra à chacun de connaître la vérité sur le sujet qui nous occupe.

« Que je le proclame avant tout.

« Dans l'application moderne, sous forme de sérum dont vous connaissez les conséquences thérapeutiques, la combinaison des éléments de ce sérum appartient, personnellement et exclusivement, au Dr Cuguillère.

« Étant étudiant, il avait feuilleté des quantités de vieux livres de science et de médecine, et c'est là qu'il a appris les effets merveilleux de l'ail, de son essence, ainsi que de son sulfure, dans le traitement de la tuberculose pulmonaire.

« C'est là qu'il a trouvé, également, une indication relative à la possibilité de modérer les effets de ses principes actifs, au moyen de l'essence de myrrhe.

« Après des essais fort nombreux, il a établi la formule de son sérum qui, pour la première fois, a été indiquée dans la première séance du Congrès de Thalassothérapie de Biarritz, en 1903. Dans cette séance même, le Dr Cuguillère présentait un travail sur le traitement, par son sérum, de la tuberculose osseuse plus ou moins avancée et profonde.

« Sur sa route, le jeune chercheur a trouvé des aides et des collaborateurs convaincus et dévoués.

« M. le marquis de Castellane lui a ouvert généreusement ses fermes, pour y traiter les vaches tuberculeuses, qu'on abattait ensuite, après leur guérison obtenue, sous le contrôle sévère et sous la direction de M. Faure, vétérinaire sanitaire, de Saint-Denis-de-Piles (Gironde), dont vous connaissez tous le talent d'observateur et de praticien.

« Vous avez organisé vous-mêmes, à ce sujet, messieurs les Membres de la Société d'Application des Sciences médicales, des expériences déjà célèbres.

« Et l'éminent anatomo-pathologiste, le Dr Martin Roux, médecin des hôpitaux de Paris, et si connu par ses beaux travaux d'histologie, illustrait une fois de plus sa science et son nom, par l'étude des lésions des organes tuberculeux des animaux traités et guéris.

« Les recherches de Cuguillère ont été si bien connues en pays étranger, grâce au journal de médecine-vétérinaire, M. J. Guittard, que plusieurs savants dont quelques-uns sont ici les délégués officiels de leur gouvernement, viennent enrichir la séance de ce jour des résultats vraiment remarquables dus à leurs expériences personnelles.

« Nous ne devons pas l'oublier, l'an dernier, au Congrès de la tuberculose de Paris, pendant qu'on était suspendu aux lèvres d'un savant étranger qui nous portait, au sujet de son sérum *préservatif* de la tuberculose, des doutes qui ne sont pas encore levés, on laissait dans l'ombre l'œuvre de mon élève, comme on l'avait déjà fait un an auparavant, au Congrès d'Arcachon.

« De ce parti-pris est née l'idée d'aller frapper droit à la porte restée ouverte, pour recueillir une impression honnête, impartiale et sûre, relativement aux communications faites par Cuguillère.

« J'ai voulu rechercher par moi-même la vérité, et mon éminent collègue de la Faculté de Médecine de Paris, le professeur Roger, président de la Section du Congrès dans laquelle avait parlé Cuguillère, avait bien voulu me la faire connaître avec une franchise et une prudence parfaites, accompagnées d'un sentiment de justice absolue.

« Il avait senti, dans ma demande, la tristesse et l'indignation d'un maître désireux, pour le succès même de la question, de défendre les résultats obtenus par son élève, contre un scepticisme de circonstance, et contre les sarcasmes de gens de son entourage direct, oubliant que chercher sous l'impulsion de sentiments peu avouables à étouffer une œuvre touchant de si près aux intérêt, de l'humanité et à la grandeur scientifique de la France, était une faute grave, peut-être même un acte vraiment criminel.

« Je vous analyserai simplement quelques passages d'une lettre de M. le professeur Roger, qui reflète non seulement sa propre impression, mais aussi, comme il me le dit, celle de plusieurs personnes compétentes ayant assisté à la communication, que des raisons restées inconnues ont fait entourer d'un silence regrettable.

« Si les faits sont exacts, me dit le professeur Roger « (et je mets cette phrase dubitative simplement parce « que je considère qu'en matière scientifique le doute « est chose permise et même indispensable), si donc « aucune erreur ne s'est glissée dans l'expérience de « l'auteur, nous nous trouvons en présence d'une des

« plus grandes découvertes dont puisse profiter l'huma-
« nité ».

« M. Cuguillère a parlé de cobayes inoculés et guéris
par sa méthode.

« Voilà la première expérimentation à faire d'une
manière complète. Que l'auteur fasse savoir combien
il a inoculé de cobayes, combien de temps il a observé
les animaux traités.

« Qu'il fasse nommer des commissions diverses pour
faire des expérimentations séparées au moyen de son
sérum.

« Quand les recherches de contrôle seront toutes
d'accord, le traitement du Dr Cuguillère reposera sur
une base scientifique indestructible, et alors les communications ultérieures seront attendues avec impatience
et accueillies, je puis vous l'affirmer, avec enthousiasme.

« Tel est l'ensemble des opinions suscitées par la
communication du Dr Cuguillère au Congrès de Paris,
et que M. le professeur Roger a bien voulu me transmettre.

« Il m'est revenu, d'autre part, qu'un des thérapeutes
expérimentateurs des plus remarquables de notre époque
avait entrepris, avec plein succès, des expériences sur
les tuberculeux, au moyen d'une préparation d'allyle
autre que le sulfure.

« Ce serait là une nouvelle confirmation de la découverte de Cuguillère.

« Il était indispensable que vous, messieurs de la
Société d'Application des Sciences médicales dont le
dévouement à la grande œuvre humanitaire de la tuberculose est si complet, vous ayez connaissance des faits
que je viens d'exposer, qui intéressent également, au
plus haut point, le public tout entier.

« Vous allez aujourd'hui, pour la cinquième fois,
prouver l'effet curatif du sérum Cuguillère sur des

vaches tuberculeuses soignées depuis plusieurs mois sous séquestre officiel.

« L'un de vous démontrera que les effets du sérum en question sur dès cobayes rendus tuberculeux sont tout aussi concluants que ceux obtenus sur les vaches.

« Des savants étrangers énuméreront les résultats obtenus sur la tuberculose humaine par le sérum en question.

« Le Dr Cuguillère, que, par une prudence que vous comprendrez, je me suis fait un devoir d'arrêter pendant plusieurs années au sujet de toute communication sur la guérison de la tuberculose pulmonaire humaine, traitée par son sérum, vous fera connaître les résultats qu'il a obtenus en traitant la tuberculose osseuse.

« Il pourrait aller plus loin et enfreindre mes conseils, car il en aurait le droit, vu les résultats qu'il a obtenus sur un grand nombre de sujets tuberculeux traités, soit dans sa clinique de Toulouse, abondamment fournie de malades, soit dans des asiles dans lesquels il a trouvé une hospitalité aussi impartiale que précieuse, par suite du rang élevé des personnages qui les ont créés et qui en sont les directeurs désintéressés.

« Il réservera pour plus tard sa communication sur cette question. Elle sera le couronnement de l'œuvre à laquelle vous serez venus de près comme de loin, prêter, un concours si précieux, avec l'indépendance qui caractérise le vrai savant.

« Et, si rien ne vient démentir les résultats déjà obtenus, la méthode du jeune Toulousain, dont vos observations auront consolidé les bases, pourra être considérée, suivant l'expression du professeur Roger, à laquelle je m'associe sans réserve, « comme l'une des plus grandes découvertes « utiles à l'humanité. »

APPLICATION DU SÉRUM CUGUILLÈRE

A la Tuberculose humaine

Cette magnifique découverte; ces expériences scientifiques faites devant des maîtres célèbres dont l'intégrité ne peut être mise en doute et contrôlées sur les pièces anatomo-pathologiques par le professeur H. Martin-Roux ont amené le Dr Cuguillère à appliquer son sérum au traitement de la *tuberculose humaine.*

Pendant que le sérum Cuguillère est présenté à de nombreux Congrès, parmi les plus importants desquels il faut citer le Congrès de Paris, en 1905; de Lisbonne, en 1906; de Valence, en 1909; de Grenade, en 1911; pendant que la presse médicale et non médicale fait l'éloge de ce nouveau sérum, de nombreux médecins l'expérimentent et obtiennent des résultats satisfaisants et souvent même inespérés.

Le caractère de cet ouvrage nous interdit de publier *in extenso* la série qui dépasse aujourd'hui cinq mille des observations de guérisons que le corps médical a transmises au Dr Cuguillère. Citons en passant 80 observations du Dr Cuvelier et Belgique; 25 du professeur Garrigou, de Toulouse; 25 du Dr Naret; 30 cas du Dr Gonzales Marmol, du Cuba; 12 cas du Dr Cutillero, de Portugal; 64 du Dr Carcanolo, d'Italie; 1 du professeur Royo, de Madrid; 10 du Dr Chutinières, de Paris; 52 du Dr Escoyez, de Belgique, etc., etc.

Avec ces observations a été dressé le tableau ci-après qui donnera au lecteur un aperçu des résultats très brillants obtenus par le sérum Cuguillère, en même temps qu'un renseignement approximatif de ce qu'il peut attendre du sérum.

		Guéris.	Quasi guéris.	Fortement améliorés.	Améliorés.	Stationnaires.	En recul.	Morts.
Tuberculoses articulaires et osseuses	Début	70	14	5	1	8	2	»
	État	40	20	11	2	5	9	3
	Très avancé	17	17	20	12	16	10	8
Tuberculose pulmonaire chronique	Début	10	15	1	1	2	1	»
	État — Avec localisation à un poumon seul	70	3	6	9	4	6	2
	État — Avec des localisations aux deux poumons	30	22	8	10	5	6	19
	Très avancée	10	5	25	20	12	8	20
Tuberculose pulmonaire aiguë		20	»	»	»	»	10	70
Tuberculose viscérale	Début	63	17	5	1	1	3	10
	État	30	10	15	25	5	»	20
	Avancée	23	10	16	2	5	14	30

OBSERVATIONS

Au Congrès de Barcelone de 1910, le Dr Calleja, professeur à la Faculté de Médecine de Madrid, au cours d'une entrevue avec le Dr Cuguillère, lui soumet le cas d'une de ses malades atteinte d'une *néphrite tuberculeuse* qui vient d'avoir une abondante hématurie, et lui demande son pronostic : il s'agit d'une malade âgée de 18 ans, née de parents tuberculeux et ayant un frère atteint de coxalgie.

L'affection avait débuté par de légers troubles vésicaux : mictions fréquentes, impérieuses, douloureuses.

Ce n'est que quelques mois plus tard que la malade avait souffert de la région lombaire droite; douleur sourde, irradiant dans les membres inférieurs, douleur présentant parfois des paroxysmes extrêmement violents.

L'examen de la malade fait alors constater la présence d'un rein droit très augmenté de volume; des points douloureux sur le trajet de l'uretère.

L'état général est déjà atteint; la malade a des sueurs nocturnes, une fièvre assez élevée le soir; elle a maigri de 6 kilos.

L'examen de ses poumons révèle, en arrière de la submatité avec résistance au doigt, une inspiration très rude et quelques rudes fils.

Ses urines sont troubles, laissant un dépôt abondant, « bouillon de veau », avec des reflets absinthiques; l'examen de ses urines y révèle, outre des globules rouges et blancs et des cylindres épithéliaux, la présence du bacille de Koch; l'inoculation de ses urines à un cobaye avait été positive.

Le Dr Cuguillère conseille au Dr Calleja de faire des injections de sérum; il lui affirme qu'il ne se produira plus d'hématuries et que son état a beaucoup de chances de s'améliorer.

Le Dr Calleja emploie le sérum Cuguillère; non seulement il ne se produit plus d'hématurie, mais bientôt l'état général devient meilleur, la fièvre tombe, l'appétit renaît, et la malade gagne 2 kilos en quinze jours.

Après avoir continué ce traitement pendant six mois, la malade est tout à fait rétablie, ses mictions ne sont plus douloureuses, ses urines sont claires, le rein a très sensiblement diminué de volume et l'inoculation deux fois répétée au cobaye est restée négative.

Mal vertébral sous occipital.

GUÉRISON

M X..., de Tournai, âgée de 58 ans, souffre depuis huit mois d'un mal de Pott sous-occipital, limité d'après la *radiographie* aux deux premières vertèbres cervicales, avec abcès ossifluent rétropharyngien ouvert sur la partie latérale gauche du cou où l'on constate la persistance d'une fistule encore en pleine activité.

La malade se plaint de douleurs *loco dolenti* avec irradiations névralgiques dans les régions occipitale et temporo-pariétale gauches si violentes qu'elles la privent de tout repos.

Ces douleurs sont tellement exagérées par la moindre secousse, par la toux, l'éternuement et les petits mouvements que la tête, fixée dans la rectitude comme dans un étau, peut encore ébaucher à peine que l'on vient de commander un appareil orthopédique pour l'immobiliser et la soutenir.

Les mouvements des bras sont pénibles et ont aussi pour effet d'exagérer et même de provoquer les douleurs de la tête, mais aucun signe de paraplégie motrice. Pas de phénomène oculo-pupillaire ni d'accidents circulatoire ou respiratoire, mais troubles de la phonation et de la déglutition, sans doute par altération des noyaux d'origine des nerfs qui prennent naissance dans le bulbe rachidien.

L'affection évolue lentement, mais va toujours s'aggravant et les douleurs sont devenues insupportables surtout la nuit.

C'est alors que nous voyons la malade et inaugurons le traitement par le sérum.

Les premières injections ont pour effet d'atténuer les douleurs et de diminuer la raideur du cou par le relâchement des muscles contracturés. Bientôt ce mouvement d'amélioration s'accentue si bien que la patiente qui sent, dit-elle, la tête se raffermir, abandonne l'idée de recourir au collier orthopédique en cuir moulé dont elle sentait auparavant le plus pressant besoin.

Un peu plus tard, les troubles de la phonation et de la déglutition disparaissent, la fistule qui donne depuis si longtemps se tarit et se ferme. Les crises douloureuses diminuent progressivement de fréquence et d'intensité et finissent par ne plus se manifester passagèrement que lorsque la malade tousse ou éternue. Les mouvements d'inclinaison et de rotation de la tête, forcément limités par suite de la gravité des lésions articulaires, reprennent cependant beaucoup plus d'amplitude; ils sont plus faciles et indolores.

Finalement, après la *douzième injection*, nous pouvons conclure à l'extinction complète du foyer tuberculeux et le sujet, qui, auparavant, osait à peine faire quelques pas tant elle redoutait le moindre ébranlement, marche et se promène actuellement d'un pas ferme et assuré. Toute douleur a disparu.

Étant donnés le siège et l'ancienneté du mal, nous ne pouvons que nous féliciter de ce résultat vraiment inespéré d'une cure inaugurée si tardivement.

Par suite de l'ankylose et des altérations osseuses et ligamenteuses des articulations athloïdo-axoïdienne et occipito-athloïdienne, les mouvements ne pouvaient naturellement plus récupérer leurs limites physiologiques et la guérison n'était possible qu'en laissant subsister une certaine raideur de la tête, mais elle n'en est que plus remarquable et d'autant plus digne d'être soulignée.

Mal de pott sous-occipital.

GUÉRISON

Il s'agit d'une enfant de 3 ans vue en consultation avec notre sympathique et regretté confrère le Dr Galant de Chièvres.

Elle est atteinte d'un mal de Pott dont la thérapeutique ordinaire n'a pu enrayer jusqu'ici la marche progressive. La déviation vertébrale, due surtout à la contraction musculaire de défense qui intervient comme toujours pour immobiliser le rachis, est si prononcée que le cou ne semble pas seulement raccourci, mais entièrement effacé. La pauvre petite endure le martyr et des douleurs atroces qui, nous dit le père, la font souffrir 18 heures sur 24 et la privent de tout repos.

Elle est soumise immédiatement au sérum Cuguillère

et je puis dire que jamais je n'ai mieux constaté la puissance et la rapidité d'action de ce merveilleux agent curatif.

La première injection fut suivie d'un tel effet calmant sur l'élément douleur et d'un relâchement si complet des muscles contracturés de la région malade, avec redressement partiel mais déjà si visible de la tête, que la chose nous paraissait à nous-même invraisemblable.

Après la troisième injection, les douleurs étaient entièrement dissipées.

A partir de ce moment, l'état de l'enfant, chez lequel on n'observa jamais, d'ailleurs, de symptôme médullaire ni trace de foyer vertébral en suppuration, s'achemina lentement mais progressivement vers la guérison. Celle-ci, cependant, ne s'obtint qu'au prix d'une rigidité relative et permanente du cou due à l'ancienneté et à la gravité des lésions et la *radiographie* démontra une ankylose osseuse des quatre premières vertèbres cervicales. Quant à la récupération des mouvements de la tête, elle put encore se faire jusqu'à la moitié de leur amplitude physiologique, tant dans le sens flexion que de la rotation.

On ne pouvait escompter un plus beau résultat d'une cure inaugurée à une époque où les lésions articulaires étaient trop avancées pour être susceptibles d'une régression complète. — Quinze injections.

Mal de pott lombaire.

GUÉRISON

La Sœur N..., du couvent des Franciscaines de Soignies, est atteinte d'un mal de Pott des deux dernières vertèbres lombaires.

L'affection, qui remonte à un an, ayant débuté insidieusement et évolué avec beaucoup de lenteur, sans déformation osseuse appréciable, sans douleur et sans autre trouble fonctionnel apparent qu'une parésie des membres inférieurs qui n'empêchait même pas la malade de vaquer à ses occupations, le diagnostic reste longtemps en suspens.

Peu à peu, cependant, les troubles de la motilité augmentent progressivement et finissent par condamner la malade au repos. Lors de notre première visite, la marche lente est devenue très difficile et la station debout pénible et fatigante. La douleur à la pression et à la percussion des apophyses épineuses des vertèbres atteintes ne nous laissent, d'ailleurs, aucun doute sur le siège et la nature de la lésion et nous soumettons immédiatement la patiente au sérum Cuguillère.

Son action se montre d'une surprenante efficacité et l'amélioration est si rapide qu'à chaque nouvelle injection la malade ne manque jamais de nous manifester son agréable surprise, signalant elle-même les marques successives d'un amendement des phénomènes médullaires en même temps que nous constatons une diminution progressive de la sensibilité à la pression des vertèbres malades. A *la seizième et dernière injection*, les membres inférieurs n'offrent plus la moindre trace de paralysie. Toute sensibilité a disparu *loco dolenti* où la pression n'éveille plus la moindre douleur et le rachis a repris sa souplesse normale permettant toutes les attitudes et tous les mouvements. La guérison est complète.

Mal de pott dorso lombaire.

GUÉRISON

Nous ne ferons que mentionner ici un cas d'ostéite vertébrale dorso-lombaire observé chez la Sœur A..., des Franciscaines d'Hautrage.

Par son évolution et ses caractères cliniques, il est le pendant de celui qui fait l'objet de l'observation précédente avec lequel il présente la plus grande analogie. Il se manifesta aussi presque exclusivement par des troubles de la motilité qui affectaient les membres inférieurs et allèrent *crescendo* jusqu'à condamner la malade à un repos complet lorsque la *radiographie* en fit découvrir la vraie cause et la lésion productrice.

Guérison radicale par le sérum Cuguillère. — Dix-huit injections.

Dᵣ CUVELIER.

Manifestations ganglionnaire et pulmonaire.

Nam. 34 ans. 29 novembre 1909.

Depuis mars dernier, anorexie, amaigrissement, toux, puis expectoration muco-purulente, accès d'oppression nocturne qualifiés asthme, insomie de ce fait; sueurs nocturnes. Auscultation : infiltration du sommet gauche; germination à droite.

Depuis longtemps, de chaque côté du cou, deux énormes blocs glanglionnaires sub-mastoïdiens et sub-maxillaires. Près de l'ombilic, quelques ganglions adhérents au péritoine.

Sérum de 8 en 8 jours.

Le 19 décembre 1909 : amélioration très grande (tousse peu, crachats blancs; pas d'accès d'oppression : un seul depuis le début du traitement, et très léger). Ganglions complètement disparus.

Poly-adénite massive suppurée et début de T. P.

Mlle H. C., 20 ans. — (Son père, atteint précédemment de tuberculose pulmonaire, a été guéri par le sérum).

Attitude simulant un torticolis : tête inclinée en avant et à gauche, mouvements du cou impossibles. Dans la moitié droite du cou, de la mastoïde au creux sus-claviculaire, grosse masse ganglionnaire, formée de nombreux ganglions juxtaposés, de volume et de stade différents. Creux susclaviculaire très empâté. Lobule de l'oreille relevé par un gros ganglion fluctuant. Au-dessus de la clavicule gauche, ganglion fluctuant, à peau amincie et violacée, du volume d'un œuf de pigeon. A l'angle du maxillaire gauche, cicatrices d'adénites anciennes.

Extirpation conseillée après échecs de nombreux médicaments employés, intus et extra, y compris le mercure en dernier lieu.

Assez mauvais état général. Dysménorrhée. Anorexie. Amaigrissement. Sueurs nocturnes intermittentes. Lassitude. Submatité du sommet gauche. Inspiration saccadée et rude. Quelques craquements à l'inspiration profonde.

Le 3 décembre 1910, sérum.

Trois ponctions évacuatrices sont faites à trois endroits où le pus menace de faire issue prochaine.

En quinze injections, guérison parfaite, locale et générale.

Tumeur blanche suppurée du coude gauche et T. P.

Mᵐᵉ L., 25 ans. — (Deux frères morts de T. P.)

A présenté dans l'enfance des localisations tuberculeuses (osseuses et ganglionnaires).

18 mai 1909. — Malade alitée. Fièvre. Sueurs nocturnes. Anorexie. Amaigrissement très prononcé. Toux incessante. Insomnie par toux. Crachats muco-purulents. Ramollissement du sommet gauche, îlots de ramollissement à droite.

Ostéo-arthrite du coude gauche; gonflement; effacement des méplats; olécrane douloureux à la pression, mouvements de supination et de pronation très limités et très douloureux; douleur à la pression sur la tête du radius. Orifice de suppuration à la partie postéro-externe de l'articulation.

Sous l'influence des injections faites à la fesse (une injection tous les 5 jours, pendant le 1ᵉʳ mois; puis injections de 8 en 8 jours), amélioration rapide de l'état général et des localisations viscérale et externe.

Le 21 août, l'articulation fonctionne parfaitement; aucune douleur à la pression même énergique.

(Après un an de traitement, guérison de la tuberculose pulmonaire).

Orchi-épididymite et tuberculose pulmonaire.

G. D., 33 ans. — (Un frère mort de T. P.)

22 décembre 1909. — Depuis 2 mois environ, toux et crachats muqueux dans la journée, amaigrissement.

Depuis 15 jours environ, douleurs à la miction, urine plus souvent, quelques pollutions, testicule gauche plus gros. Aux poumons : induration des deux sommets. Craquements spontanés au sommet droit.

Aux testicules : testicule gauche augmenté de volume, dur avec épaississement à gauche; épididyme gros et bosselé, surtout au niveau de la tête; canal déférent épaissi par endroits.

Sérum. Repos.

Après 5 injections, faites de 5 en 5 jours, épididyme et testicule ont retrouvé leur volume et leur souplesse normaux.

Fistule pyo-stercorale et tuberculose pulmonaire.

Clémence V., 13 ans. Depuis deux ans, tuberculose pulmonaire traitée par de nombreux médicaments. Depuis quelques mois, fistule pyo-stercorale. En 1909 a fait un séjour à l'hôpital de Roubaix, en vue d'être opérée. L'intervention n'a pu avoir lieu en raison du mauvais état général et de l'état pulmonaire.

24 septembre 1909. — Ramollissement du poumon gauche. Induration du sommet droit. Fistule sous-cutanéo-muqueuse à orifice externe organisé. Issue de pus, de sérosité et de produits excrémentiels. Érythème et prurit. Pas de douleurs. Sérum.

Huit jours après la première injection de sérum (à la fesse), l'écoulement a disparu. Pendant les 10 mois nécessités par la cure de la tuberculose pulmonaire, l'écoulement ne s'est jamais reproduit.

Fistule borgne externe et tuberculose pulmonaire.

Mlle A. B., 28 ans. — Tuberculose pulmonaire depuis quatre ans. Hémoptysies. Dysménorrhée.

Le 12 janvier 1911. — A subi en septembre 1910 une intervention pour fistule. Depuis quelques semaines, le linge est encore souillé (pus grumeleux). On constate une fistule borgne externe; pus ramené par pression, lors du toucher rectal. Orifice décollé et violacé.

Sérum. — Soins de propreté à l'eau oxygénée.

Après quatre injections faites de 8 en 8 jours, cicatrisation.

Lymphangite tuberculeuse et T. P.

Mlle LAN, 32 ans. — (Un frère mort de T. F.; a présenté une tumeur blanche du coude.)

31 mars 1911. — Ramollissement très avancé du poumon gauche; îlots de ramollissement à droite. Se plaint de gêne et de douleurs dans l'aisselle, dans le bras droit, principalement à la face interne au tiers inférieur. Adénite axilaire peu volumineuse; partant de cette adénite, nodosités peu consistantes, en chapelet, surtout volumineuses au-dessus du condyle huméral.

Sérum. Après quatre injections, régression des nodosités brachiales; après six injections, disparition de l'adénite axillaire.

Dr H. NARET.

Coxalgie et néphrite.

R. A., 16 ans. Endo-péri-arthrite coxo-fémorale suppurée. Trajet fistuleux avec orifice au niveau de l'épine iliaque antéro-supérieure droite, un orifice à la cuisse au-dessous du trochanter et un autre au périnée; tous communiquent entre eux.

Une néphrite accompagne ces lésions : la quantité d'albumine dépasse la division U de l'albuminimètre d'Esbach.

L'albumine est réduite à 12 grammes par litre, quand le malade meurt d'urémie.

Homme de 45 ans, grosse caverne au poumon droit; ramollissement du poumon gauche, état général très atteint.

Une injection de 5 cm³ par jour pendant 3 semaines; amélioration très rapide, diminution de l'expectoration.

Quatre mois de traitement, avec une injection de 5 cm³ par semaine; guérison; disparition du bacille de Koch dès les crachats.

Tuberculose pleuro-péritonéale.

Enfant de 13 ans; l'affection remonte à 3 mois lorsque je l'examine; gros épanchement de liquide citrin, à formule lympocytaire; matité « en damier » sur l'abdomen; fièvre hutique, vomissements; craquements au sommet gauche; guérison en 3 semaines, après une injection de 2 cm³ ½ de sérum Cuguillère tous les 5 jours.

Dr CUTILLERO, de Lisbonne.

Méningite tuberculeuse.

Une injection de 7 cm³ de sérum intramusculaire par jour.

Dr CHATINIÈRES, de Paris.

Lupus érythémateux.

Affection remontant de dix ans, chez une femme de 63 ans; rebelle à tout traitement, même à la neige carbonique; guérison en 3 semaines.

Dr HERRITO, de Madrid.

Entérite tuberculeuse.

Femme de 24 ans; guérison en 8 jours; absorption « per os. » de 5 cm³ de sérum par jour dans un peu d'eau sucrée; 8 jours de traitement.

Dr ERLST, de Chicago.

CONCLUSION

Pour terminer cet ouvrage, nous avons emprunté une magnifique page au Dr Cuvelier, personnalité marquante et aimée en Belgique. Pour nous, il a fait beaucoup; aussi nous est-il bien doux de lui laisser tirer la conclusion de ce travail :

« *En présence de tels faits cliniques qui attestent si* « *lumineusement l'action curative constante et infaillible* « *du sérum Cuguillère dans toutes les variétés de tuber-* « *culoses chirurgicales, on se prend à regretter amère-* « ment que ce traitement aussi simple qu'idéal ne soit « pas encore universellement connu et appliqué.

« *Non seulement il éteint sûrement le foyer tuberculeux,* « *même dans les lésions organiques les plus anciennes et* « *les plus profondes, mais il supprime tout danger de* « *généralisation bacillaire dont il affranchit définitivement* « *l'organisme en débarrassant celui-ci de tout germe tuber-* « *culeux.*

« *Une des meilleures preuves qu'il en est réellement* « *ainsi, c'est que nous n'avons jamais vu ne pas se résoudre* « *complètement, sous son unique influence, non seulement* « *les adénites qui s'emparent invariablement des ganglions* « *lymphatiques du groupe correspondant au foyer tuber-*

« culeux, mais celles qui en sont les plus éloignées; telles,
« par exemple, les adénites cervicales dans le traitement
« des coxalgies.

« Ce fait que nous avons si souvent noté au cours de
« nos observations et qui témoigne si manifestement de
« l'action du sérum sur toute l'étendue du système lympha-
« tique et, d'autre part, l'amélioration constante de l'état
« général qui marche toujours de pair avec celle des lésions
« tuberculeuses, prouvent à l'évidence que ce merveilleux
« agent thérapeutique réunit tous les avantages d'un
« traitement idéal à la fois local et général et répond à
« tous les desiderata.

« Et nunc erudimini. — Essayez-le donc, confrères de
« toute école et de toute opinion, et bientôt vous serez
« édifiés.

« En médecine, dit-on parfois avec plus ou moins de
« raison, le scepticisme est le commencement de la sagesse,
« et nous comprenons que l'on puisse, surtout en matière
« de tuberculose où l'on a eu tant d'amères déceptions,
« épiloguer à propos de guérisons prétendûment obtenuès
« par tel ou tel moyen thérapeutique quand il s'agit de
« lésions viscérales, mais dans toute tuberculose externe,
« l'efficacité ou la non efficacité d'un traitement se révèle
« aux yeux avec une telle évidence qu'elle s'impose irré-
« sistiblement. Celle-ci est d'autant plus manifeste en ce
« qui concerne le sérum Cuguillère qu'il n'est nullement
« ici question d'un de ces traitements sérothérapiques à
« échéance lointaine dont le contrôle est toujours long et
« difficile, mais d'un remède à effets immédiats et tangibles,
« d'une application d'ailleurs facile et d'une innocuité
« absolue.

« *Le scepticisme dont a fait preuve jusqu'ici le corps*
« *médical au sujet de cette importante découverte, qui n'a*
« *que le tort de ne pas émaner de quelque maître de la*
« *Science officielle, n'a donc plus aucune raison d'être.*
« *Il cédera nécessairement, et bientôt, devant la force*
« *toujours victorieuse de la vérité, et nous remet en mémoire*
« *le fait suivant :*

« *Lorsque nous eûmes guéri par le sérum Cuguillère*
« *le Père A..., des Carmes de Soignies, d'une ostéite*
« *costale fistuleuse qui persistait depuis deux ans malgré*
« *trois interventions chirurgicales successives, pratiquées*
« *à l'Institut du square Marie-Louise, à Bruxelles, les*
« *Sœurs et le personnel médical de cet établissement ne*
« *purent croire à sa guérison qu'après avoir revu le patient*
« *et, comme l'apôtre Thomas, mis la main au côté.*

« Hélas! que de Thomas encore dans notre profession
« à qui l'on peut redire :

« Si non verbo credis rebus crede. »

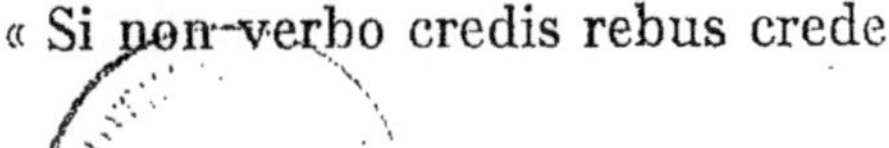

Toulouse. — Les Frères DOULADOURE, imprimeurs, rue Saint-Rome, 39. — 5315